Henrik Holtmann, Christoph Jaschinski, Fabian Rengier

Vorklinik Finale 19

Gastrointestinaltrakt

1. Auflage

Unter Verwendung von Inhalten von:
Björn Jacobi

ELSEVIER

Elsevier GmbH, Bernhard-Wicki-Str. 5, 80636 München, Deutschland
Wir freuen uns über Ihr Feedback und Ihre Anregungen an kundendienst@elsevier.com

ISBN 978-3-437-44315-2
eISBN 978-3-437-05089-3

1. Auflage 2023

Wichtiger Hinweis
Die medizinischen Wissenschaften unterliegen einem sehr schnellen Wissenszuwachs. Der stetige Wandel von Methoden, Wirkstoffen und Erkenntnissen ist allen an diesem Werk Beteiligten bewusst. Sowohl der Verlag als auch die Autorinnen und Autoren und alle, die an der Entstehung dieses Werkes beteiligt waren, haben große Sorgfalt darauf verwandt, dass die Angaben zu Methoden, Anweisungen, Produkten, Anwendungen oder Konzepten dem aktuellen Wissensstand zum Zeitpunkt der Fertigstellung des Werkes entsprechen.
Der Verlag kann jedoch keine Gewähr für Angaben zu Dosierung und Applikationsformen übernehmen. Es sollte stets eine unabhängige und sorgfältige Überprüfung von Diagnosen und Arzneimitteldosierungen sowie möglicher Kontraindikationen erfolgen. Jede Dosierung oder Applikation liegt in der Verantwortung der Anwenderin oder des Anwenders. Die Elsevier GmbH, die Autorinnen und Autoren und alle, die an der Entstehung des Werkes mitgewirkt haben, können keinerlei Haftung in Bezug auf jegliche Verletzung und/oder Schäden an Personen oder Eigentum, im Rahmen von Produkthaftung, Fahrlässigkeit oder anderweitig übernehmen.

Für die Vollständigkeit und Auswahl der aufgeführten Medikamente übernimmt der Verlag keine Gewähr.
Geschützte Warennamen (Warenzeichen) werden in der Regel besonders kenntlich gemacht (®). Aus dem Fehlen eines solchen Hinweises kann jedoch nicht automatisch geschlossen werden, dass es sich um einen freien Warennamen handelt.

Bibliografische Information der Deutschen Nationalbibliothek
Die Deutsche Nationalbibliothek verzeichnet diese Publikation in der Deutschen Nationalbibliografie; detaillierte bibliografische Daten sind im Internet über https://www.dnb.de abrufbar.

23 24 25 26 27 5 4 3 2 1

In ihren Veröffentlichungen verfolgt die Elsevier GmbH das Ziel, genderneutrale Formulierungen für Personengruppen zu verwenden. Um jedoch den Textfluss nicht zu stören sowie die gestalterische Freiheit nicht einzuschränken, wurden bisweilen Kompromisse eingegangen. Selbstverständlich sind **immer alle Geschlechter** gemeint.

Planung: Susanne Szczepanek
Projektmanagement: Elisabeth Märtz
Redaktion, Abbildungsmanagement: Heike Siebert/Michael Kraft, mimo-booxx|textwerk. – Büro für Verlagsdienstleistungen, Augsburg
„Jetzt bist du dran!"-Seiten: Sabrina Burdorf, Miriam Kirschhock, Merle Sophie Schenk
Rechteklärung: Ramona Mühlbauer, Lisa Neulinger
Herstellung: Hildegard Graf, Germering
Satz: abavo GmbH, Buchloe
Druck und Bindung: Drukarnia Dimograf Sp. z o. o., Bielsko-Biała/Polen
Umschlaggestaltung: SpieszDesign, Neu-Ulm
Titelfotografie: © eranicle – stock.adobe.com

Aktuelle Informationen finden Sie im Internet unter **www.elsevier.de**

Herzlich willkommen bei Vorklinik Finale!

Hier findest du alle Inhalte, die du für das Physikum brauchst!

Egal ob du am Beginn des Medizinstudiums stehst oder schon kurz vor dem Physikum, ob du in einem Regel- oder Reformstudiengang studierst – Vorklinik Finale unterstützt dich beim effizienten Lernen und Überblick gewinnen!

Gliederung nach Organen:

Durch die Gliederung nach Organen bzw. Organsystemen stehen hier die Inhalte zusammen, die zusammengehören: Die Biochemie, Physiologie und Histologie der Muskeltypen – alles in einem Kapitel. Physik/Optik, Anatomie der Augen und Physiologie des Sehens – direkt aufeinander folgend. Das hat mehrere **Vorteile:**

- Zum einen wird viel deutlicher, warum du naturwissenschaftliche Grundlagen lernst.
- Zum anderen bereitet dich diese Darstellung optimal auf den klinischen Abschnitt und die ärztliche Tätigkeit vor.
- Und außerdem: Bei der Darstellung nach Fächern werden viele Inhalte doppelt dargestellt, damit die Inhalte einem logischen Aufbau folgen. Im Vorklinik Finale sind diese Inhalte bereits zusammengefasst, das erleichtert dir das Lernen! Selbstverständlich sind **alle** relevanten Inhalte der Fächer enthalten.

Das steckt drin:

Vorklinik Finale erläutert dir von Heft 1 bis Heft 6 wichtige Grundlagen – diese lassen sich keinem Organsystem zuordnen, da musst du leider durch! – und führt dich von Heft 7 bis Heft 24 einmal durch alle Organsysteme. **Heft 25 gibt dir wertvolle Tipps zum Lernen im vorklinischen Abschnitt und zur Vorbereitung auf das Physikum.** Schau doch mal rein!

Du kannst die Hefte auf unterschiedliche Art nutzen:

- Während des vorklinischen Abschnitts, um dir einen Überblick über den gesamten Lernstoff zu verschaffen und Inhalte einzuordnen.
- Während des vorklinischen Abschnitts, um schnell zu sehen, wie Inhalte aus den einzelnen Fächern bei einem bestimmten Organsystem zusammenkommen.
- Und natürlich zur Vorbereitung auf das Physikum.

Alles drin und Überblick garantiert!

Ganz vorne und ganz hinten im Heft findest du jeweils eine Gesamtübersicht, einmal nach Organen und einmal nach Fächern.

Wir wünschen dir viel Freude und Erfolg im Medizinstudium!

So nutzt du die Vorklinik-Finale-Hefte

Navigation

Du siehst am Anfang jedes Kapitels und Teilkapitels, welche Fächer enthalten sind:

Physik, Physiologie

Wie bereits erwähnt, gibt es ganz vorne und ganz hinten im Heft jeweils eine **Gesamtübersicht,** einmal nach Organen und einmal nach Fächern.

Diese Markierungen weisen auf wichtige Inhalte hin

MERKE
Hier erhältst du wichtige Tipps und Hinweise.

KLINIK
Hier findest du relevante klinische Inhalte.

FOKUS
Hier stehen klinische Inhalte aus dem Fokuserkrankungs-Netzwerk gemäß Entwurf des neuen NKLM. Sie wurden damit als besonders wichtig für den vorklinischen Abschnitt definiert, und wir empfehlen, sie besonders aufmerksam anzusehen!

Besonders prüfungsrelevante Inhalte sind gelb hinterlegt.

Aktives Lernen und Überblick behalten

CHECK-UP
Am Ende jedes Teilkapitels stehen einige Verständnisfragen zum Selbstcheck. Das vermeidet ein „Gelesen, aber nicht gelernt".

Jetzt bist du dran!

Überblick gewinnen

Diese Kästen findest du am Ende jedes Teilkapitels. Sie erinnern dich daran, dass du dir die Inhalte kurz zusammenfasst, so dass du dir Schritt für Schritt Überblick verschaffst. Die Stichwörter werden am Ende des Kapitels weiterverwendet (siehe unten).

Jetzt bist du dran!

Am Ende jedes Kapitels haben wir dir diese Seite zur Bearbeitung vorbereitet. Sie schlägt dir verschiedene Aufgaben vor, wie du den Inhalt noch einmal aktiv wiederholen kannst.

Zeichenaufgabe / Anregungen zur weiteren Wiederholung

Studierende höherer Semester geben euch Tipps, wie ihr wichtige Inhalte aktiv zu Papier bringt. Ideal zum Wiederholen, allein und in Lerngruppen, auch zur mündlichen Vorbereitung.

Überblick gewinnen

Du hast ja bereits am Ende jedes Unterkapitels einige Stichwörter notiert. Hier kannst du daraus eine Mindmap oder Liste erstellen und damit aktiv Überblick gewinnen.

Heft 14 Sinnesorgane 1

1	Schwingung, Wellen, Akustik	Physik, Physiologie
2	Hör- und Gleichgewichtsorgan	Anatomie, Histologie
3	Hörvorgang und Gleichgewichtssinn	Physiologie
4	Haut und Hautanhangsgebilde	Histologie
5	Somatoviszerale Sensorik	Physiologie

Heft 15 Sinnesorgane 2

1	Optik	Physik
2	Sehorgan	Anatomie, Histologie
3	Sehen	Physiologie
4	Chemische Sinne	Anatomie, Histologie, Physiologie

Heft 16 Lunge und Atmung

1	Entwicklung von Pleuraperikardhöhle, Herz und Schlundbogenarterien	Anatomie, Histologie
2	Anatomie der Atmungsorgane	Anatomie, Histologie
3	Mechanik des Kreislaufsystems	Physik
4	Atemung	Physiologie
5	Gasaustausch	Physiologie

Heft 17 Herz-Kreislauf-System

1	Aufbau des Herzens	Anatomie, Histologie
2	Nerven und Gefäße der Brusteingeweide	Anatomie
3	Physiologie des Herzens	Physiologie
4	Anatomie und Physiologie des Kreislaufsystems	Anatomie, Histologie, Physiologie

Heft 18 Blut und Immunsystem

1	Blut und Blutplasma	Histologie, Physiologie
2	Erythrozyten, Hämoglobin & Sauerstofftransport	Biochemie, Physiologie
3	Thrombozyten, Hämostase und Fibrinolyse	Histologie, Physiologie
4	Leukozyten und Immunsystem	Anatomie, Biochemie, Histologie, Physiologie

Heft 19 Gastrointestinaltrakt

1	Mundhöhle, Rachen, Speiseröhre	Anatomie, Histologie, Physiologie
2	Magen-Darm-Trakt	Anatomie, Physiologie
3	Organe des Magen-Darm-Kanals	Anatomie, Histologie, Physiologie
4	Leber, Gallenblase und Pankreas	Anatomie, Histologie, Physiologie
5	Blutgefäße, Lymphgefäße, vegetative Innervation	Anatomie

Heft 20 Verdauung & Abbau von Nährstoffen

1	Ökologie, Energie- und Wärmehaushalt	Biochemie, Biologie, Physiologie
2	Nahrungsaufnahme	Biochemie, Physiologie
3	Abbau der Kohlenhydrate	Biochemie
4	Fettsäureabbau und Ketonkörperstoffwechsel	Biochemie
5	Aminosäurestoffwechsel und Harnstoffzyklus	Biochemie

Heft 21 Energiestoffwechsel & Anabole Stoffwechselwege

1	Citratzyklus und Atmungskette	Biochemie
2	Gluconeogenese und Glykogenstoffwechsel	Biochemie
3	Lipidsynthese	Biochemie
4	Nukleotidstoffwechsel	Biochemie
5	Stoffwechsel der Leber	Biochemie
6	Fettgewebe	Biochemie

Heft 22 Harnorgane und Elektrolythaushalt

1	Harnorgane	Anatomie, Histologie
2	Nierenfunktion	Physiologie, Biochemie
3	Säure-Basen-Reaktionen	Chemie
4	Säure-Basen-Haushalt	Physiologie, Biochemie
5	Wasser- und Elektrolythaushalt	Physiologie, Biochemie

Heft 23 Endokrines System

1	Endokrines System	Biochemie, Histologie, Physiologie
2	Epiphyse	Histologie
3	Hypothalmus-Hypophysen-System	Biochemie, Histologie, Physiologie
4	Endokrines Pankreas	Biochemie, Histologie
5	Schilddrüse	Anatomie, Biochemie, Histologie, Physiologie
6	Nebenschilddrüsen	Anatomie, Biochemie, Histologie, Physiologie
7	Endokrine Funktionen der Niere	Physiologie, Biochemie
8	Nebenniere	Anatomie, Biochemie, Histologie, Physiologie
9	Diffuses neuroendokrines System (DNES)	Anatomie, Histologie
10	Gewebshormone	Biochemie, Physiologie

Heft 24 Geschlechtsorgane und Reproduktion

1	Entwicklung der Geschlechtsorgane	Anatomie
2	Weibliche Geschlechtsorgane	Anatomie, Histologie, Physiologie
3	Männliche Geschlechtsorgane	Anatomie, Histologie, Physiologie
4	Angewandte und topografische Anatomie	Anatomie
5	Blutgefäße, Lymphgefäße, vegetative Innervation	Anatomie
6	Sexualhormone	Biochemie, Physiologie
7	Sexualität und Reproduktion	Physiologie, Psych-Soz
8	Schwangerschaft und Geburt	Anatomie, Histologie, Physiologie

Heft 25 Medizinstudium: Lernen, Organisation, Physikum

1	How To … Vorklinik	
2	How To … Physikum	
3	Lernpläne	
4	Kreuzen	

Die Bände der Reihe „Vorklinik Finale“

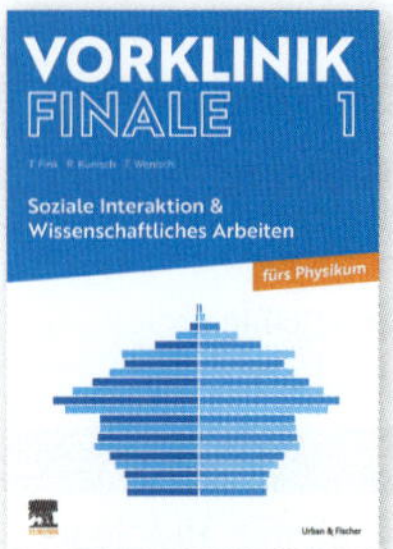

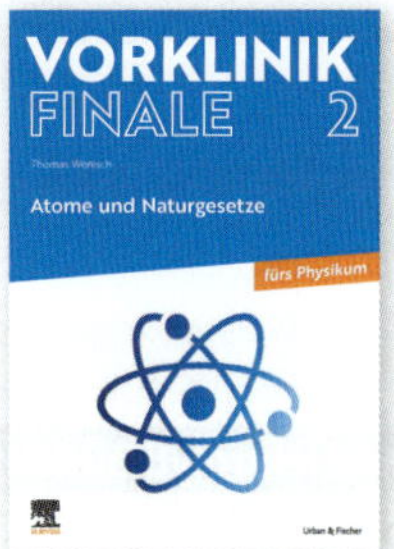

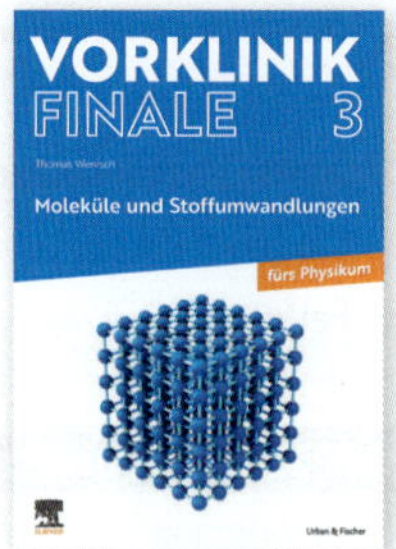

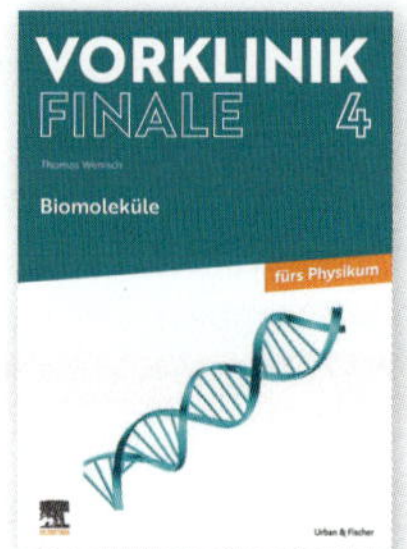

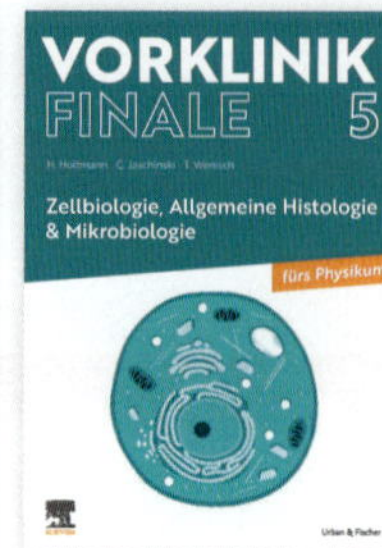

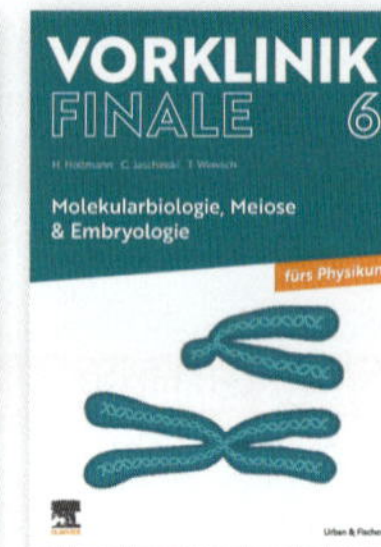

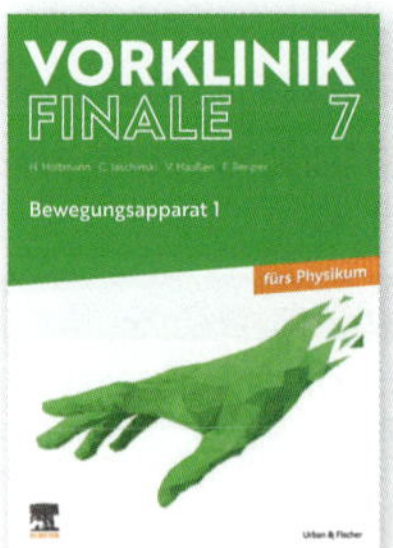

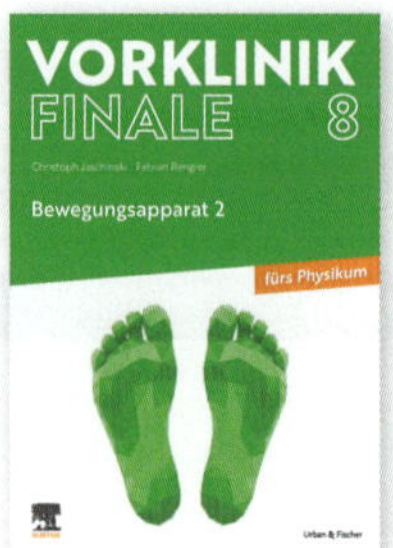

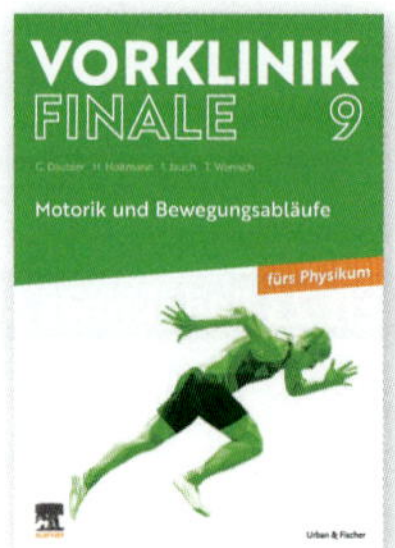

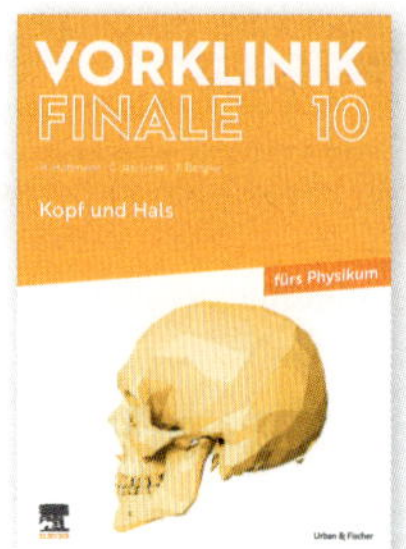

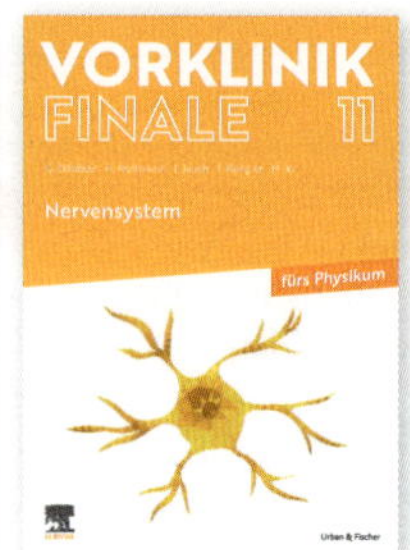

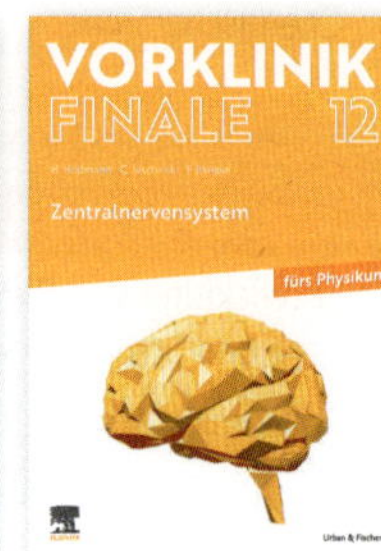

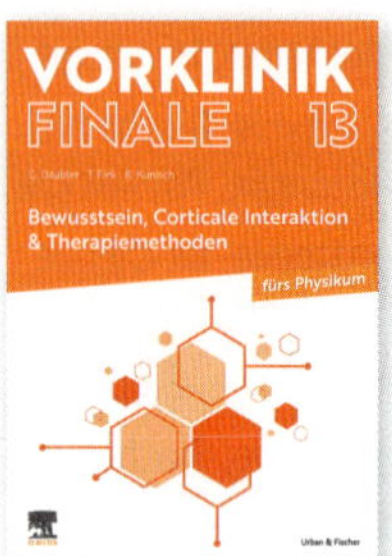

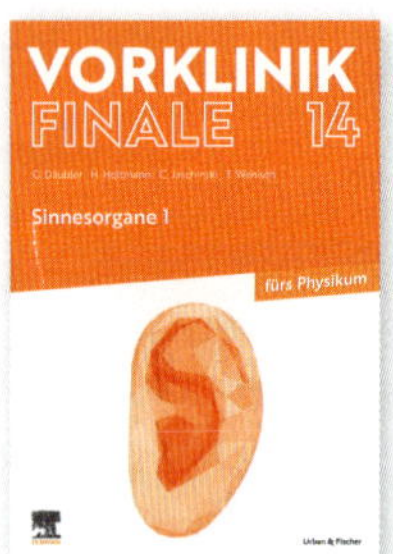

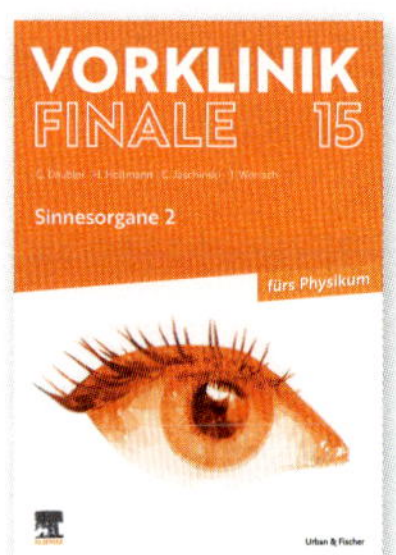

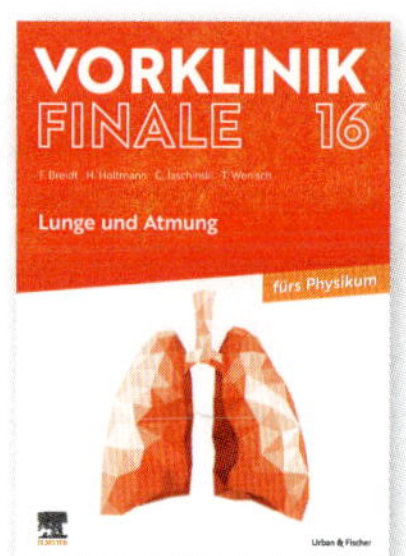

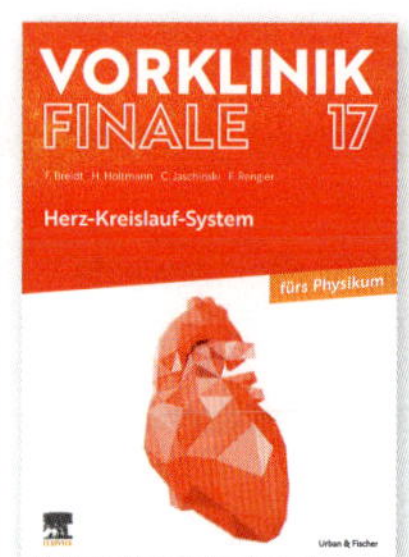

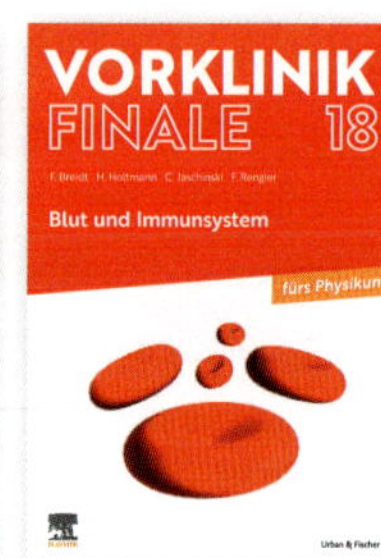

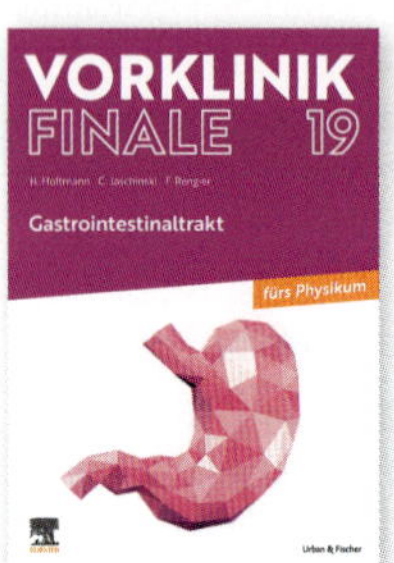

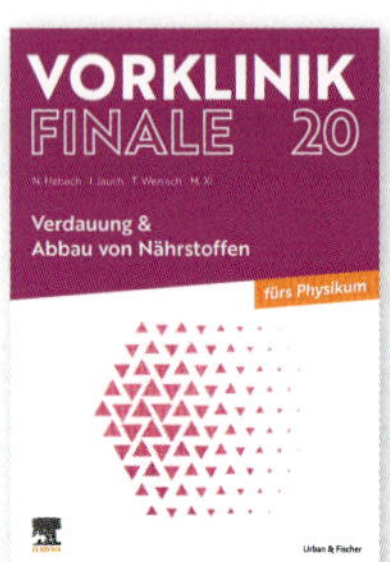

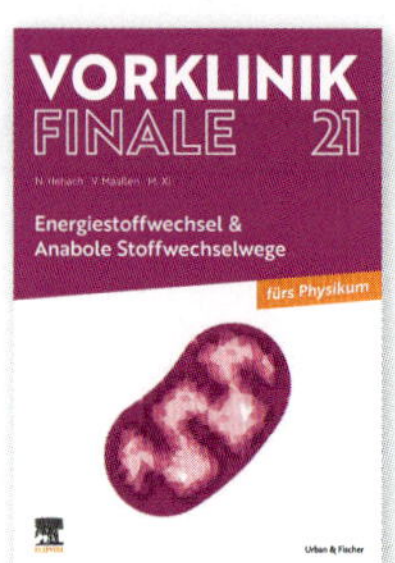

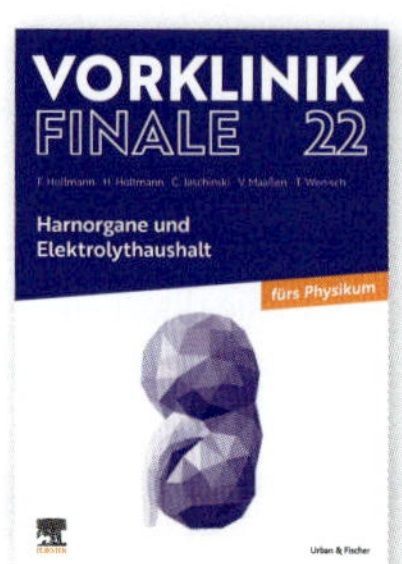

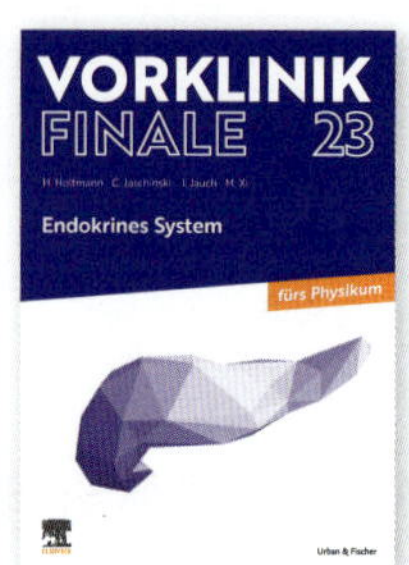

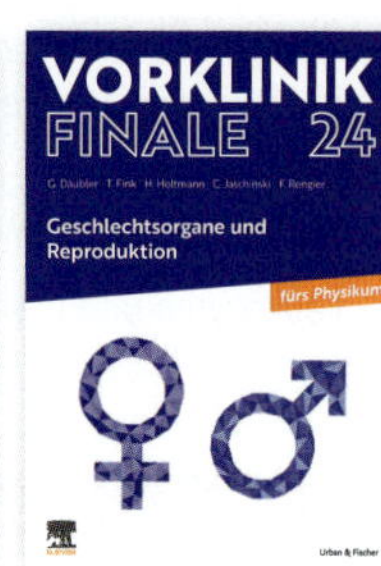

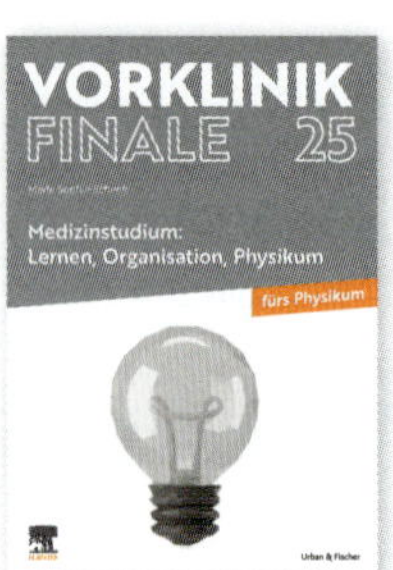

20230201d
Irrtümer vorbehalten. Stand 02/2023

Abbildungsnachweis

Der Verweis auf die jeweilige Abbildungsquelle befindet sich bei allen Abbildungen im Werk am Ende des Legendentextes in eckigen Klammern.

E1084	Boron W F, Boulpaep E L. Medical Physiology. Elsevier Saunders, 3. A. 2017
L106	Henriette Rintelen, Velbert
L190	Gerda Raichle, Um
M375	Prof. Dr. med. Dr. rer. nat. Ulrich Welsch, München
M652	Dr. Henrik Holtmann, Düsseldorf
R252	Welsch. Sobotta: Atlas Histologie. 7. A. 2005 © Elsevier GmbH
R255	Rengier F. Basics Anatomie – Leitungsbahnen. Urban & Fischer, 1. A. 2009
S700	Sobotta-Archiv aus Paulsen/Waschke. Sobotta Atlas der Anatomie. 25. A. 2022 © Elsevier GmbH
S700-L126/ B500~ M282-L132	K. Dalkowski aus Paulsen/Waschke. Sobotta Atlas der Anatomie. 25. A. 2022 mod. von D. Drenckhahn/M. Christof aus Benninghoff/Drenckhahn. Anatomie. 17. A. 2008 © Elsevier GmbH
T484	PD Dr. Andreas Kreft, Mainz

Fehler gefunden?

An unsere Inhalte haben wir sehr hohe Ansprüche. Trotz aller Sorgfalt kann es jedoch passieren, dass sich ein Fehler einschleicht oder fachlich-inhaltliche Aktualisierungen notwendig geworden sind. Sobald ein relevanter Fehler entdeckt wird, stellen wir eine Korrektur zur Verfügung. Mit diesem QR-Code gelingt der schnelle Zugriff.

https://else4.de/978-3-437-44315-2

Wir sind dankbar für jeden Hinweis, der uns hilft, dieses Werk zu verbessern. Bitte richten Sie Ihre Anregungen, Lob und Kritik an folgende E-Mail-Adresse: kundendienst@elsevier.com

Inhaltsverzeichnis

KAPITEL

Anatomie, Histologie, Physiologie

1 Mundhöhle, Rachen, Speiseröhre

1.1 Entwicklung

Christoph Jaschinski

Anatomie

1.1.1 Zunge

Die Zunge entsteht gegen Ende der 4. EW am Boden des Schlunddarms aus 3 Zungenwülsten: dem **unpaaren medialen Zungenwulst** (Tuberculum impar) und den beiden **lateralen Zungenwülsten.** Alle 3 Zungenwülste formen sich aus Mesenchym des 1. Schlundbogens. Im Laufe der Entwicklung überwachsen die beiden lateralen Zungenwülste das Tuberculum impar. Die Grenze zwischen den lateralen Zungenwülsten bildet auf der Oberfläche der **Sulcus medianus** und in der Tiefe das bindegewebige **Septum linguae.**

MERKE

Aus den beiden lateralen Zungenwülsten entstehen die vorderen ⅔ der Zunge.

Das hintere Zungendrittel, die Zungenwurzel **(Radix linguae),** entwickelt sich aus der **Copula** und dem **hypobrachialen Wulst.** Die Copula entstammt dem Mesenchym des 2. Schlundbogens, der hypobrachiale Wulst dem Mesenchym des 3. und 4. Schlundbogens. Die Grenze zwischen Radix linguae und den vorderen ⅔ der Zunge bildet der V-förmige **Sulcus terminalis.** Die Muskelvorläuferzellen der Zungenmuskulatur entstammen den postotischen Somiten.

1.1.2 Zähne

Gegen Ende der 5. EW dringt das Ektoderm der Mundbucht als halbkreisförmige Zahnleiste **(Lamina dentalis)** in das darunter gelegene Mesenchym des Ober- und Unterkiefers ein. Die Lamina dentalis formt eine vestibuläre und eine orale Aussprossung. Aus der vestibulären Aussprossung entwickeln sich die 20 Milchzähne **(Dentes decidui),** aus der oralen die 32 bleibenden Zähne **(Dentes permanentes).**

In der 8. EW entstehen 10 knotige Verdickungen pro Kiefer innerhalb der vestibulären Ausstülpungen, die **Zahnknospen.** Die Zahnknospe ist die erste Vorläuferstruktur des späteren Zahns. Im Laufe der Entwicklung wandelt sie sich über das Zwischenstadium der **Zahnkappe** zur **Zahnglocke.** Die Zahnglocke differenziert sich schließlich zum **Schmelzorgan,** das aus äußerem Schmelzepithel und innerem Schmelzepithel besteht. Zwischen den beiden Schmelzepithelschichten liegt ein Raum, der mit lockerem retikulärem Zellmaterial ausgefüllt ist, die **Schmelzpulpa.** Den Grenzbereich, in dem das innere Schmelzepithel in das äußere übergeht, bezeichnet man als **epitheliale Wurzelscheide (Hertwig-Epithelscheide).** Die Hertwig-Epithelscheide dringt immer weiter in die Tiefe des Kiefermesenchyms ein und determiniert die Gestalt der späteren Zahnwurzel. Das unterhalb jeder Zahnglocke gelegene Mesenchym bezeichnet man als **Zahnpapille,** das Mesenchym, welches den gesamten Komplex aus Zahnglocke und Zahnpapille umgibt, als **Zahnsäckchen** (➤ Tab. 1.1). In der 10. EW beginnt die Entwicklung der Dentes permanentes. Sie entwickeln sich prinzipiell genauso wie die Dentes decidui, nur über einen deutlich längeren Zeitraum.

MERKE

Als erster Milchzahn bricht im Alter von 6–8 Lebensmonaten der **untere mediale Schneidezahn** durch. Es folgen lateraler Schneidezahn, 1. Milchmolar und Eckzahn. Als letzter Milchzahn bricht im Alter von 2 Jahren der **2. Milchmolar** durch. Auch bei den restlichen Milchzähnen erscheinen die Zähne des Unterkiefers vor denen des Oberkiefers. Vom bleibenden Gebiss bricht im Alter von 6 Jahren als Erstes der obere 1. Molar durch **(„Sechsjahrmolar").** Es folgen medialer Schneidezahn, lateraler Schneidezahn, 1. Prämolar, Eckzahn, 2. Prämolar, 2. Molar, 3. Molar. Die treibende Kraft hinter dem Zahnwechsel ist das Wurzelwachstum der Vorläuferstrukturen der Dentes permanentes.

1.1.3 Speicheldrüsen

Ohrspeicheldrüse

Die Ohrspeicheldrüse **(Glandula parotidea, Parotis)** entwickelt sich aus **Ektoderm** am kranialen Rand des 2. Schlundbogens.

Unterkieferspeicheldrüse

Die Unterkieferspeicheldrüse **(Glandula submandibularis)** entwickelt sich aus **Entoderm** beidseits der beiden lateralen Zungenwülste.

Unterzungenspeicheldrüse

Die Unterzungenspeicheldrüse **(Glandula sublingualis)** entwickelt sich aus **Entoderm** im Bereich der späteren Plica sublingualis.

Tab. 1.1 Strukturen der Zahnentwicklung und ihre Abkömmlinge

Vorläuferstruktur	Definitive Strukur
Inneres Schmelzepithel	Ameloblasten (Adamantoblasten, Schmelzbildner)
Zahnpapille	Odontoblasten (Dentinbildner)
Zahnsäckchen	Zement, Wurzelhaut (Sharpey-Fasern) und Alveolarknochen

Jetzt bist du dran!

Überblick gewinnen

Notiere dir ca. 5 Stichwörter aus diesem Unterkapitel.

1.2 Mundhöhle

Christoph Jaschinski und Henrik Holtmann

Anatomie, Histologie

1.2.1 Aufbau

Die Mundhöhle **(Cavitas oris)** gliedert sich in:

- **Mundvorhof** (Vestibulum oris)**:** bezeichnet bei geschlossenem Mund den Raum zwischen Lippen und Wangen auf der einen Seite und Zähnen und Alveolarfortsätzen auf der anderen Seite. In das Vestibulum oris münden kleine Lippen- und Wangendrüsen (Gll. labiales et buccales) sowie der Ausführungsgang der Ohrspeicheldrüse (Ductus parotideus).
- **„Echte" Mundhöhle** (Cavitas oris propria)**:** bezeichnet den Raum innerhalb der Zahnbögen. Hier liegt die Zunge und münden die Ausführungsgänge der Unterkiefer- und Unterzungenspeicheldrüse (Ductus submandibularis bzw. Ductus sublingualis).

Der Gaumen begrenzt die Cavitas oris nach kranial. Er besteht aus 2 Teilen:

- **Harter Gaumen** (Palatum durum)**:** besteht von rostral nach okzipital aus Os incisivum, Processus palatini maxillae und Lamina horizontalis ossis palatini. Zwischen Os incisivum und den Processus palatini maxillae verläuft die **Sutura incisiva.** Zwischen den Processus palatini maxillae und der Lamina horizontalis ossis palatini liegt die **Sutura palatina transversa.** Die **Sutura palatina mediana** unterteilt das Palatum durum in eine rechte und eine linke Seite. Die den harten Gaumen bedeckende Schleimhaut ist zu quer stehenden Falten (Plica palatinae transversae, Rugae palatinae) aufgeworfen.
- **Weicher Gaumen** (Palatum molle)**:** schließt sich dem harten Gaumen okzipitalwärts an und formt das Gaumensegel (Velum palatinum) und das Zäpfchen (Uvula). Seine Schleimhaut ist mit Gaumendrüsen durchsetzt (Gll. palatinae). Die Grundlage des Palatum molle eine Bindegewebsplatte (Aponeurosis palatina), in die ein ausgeklügeltes muskuläres System (➤ Tab. 1.2) einstrahlt.

1.2.2 Mundschleimhaut

Die Oberfläche der Mundschleimhaut besteht aus unverhorntem mehrschichtigem Plattenepithel, welches an den Lippen in verhorntes mehrschichtiges Plattenepithel übergeht. An mechanisch beanspruchten Stellen wie dem harten Gaumen, Zahnfleisch und Zungenrücken ist das Epithel z. T. verhornt. Im Epithel lassen sich Melanozyten, Merkel- und Langerhans-Zellen finden. Unter dem Epithel befinden sich die Lamina propria mit Abwehrzellen, Meißner-Tastkörperchen sowie seromukösen und mukösen Drüsen.

KLINIK

Zigaretten- und Alkoholkonsum induzieren in der Mundhöhle, besonders an Lippe, Wange und Zunge, chromosomale Aberrationen in den unterstenLagen des Plattenepithels. Es entstehen **Präkanzerosen** (nichtinvasive Malignomvorstufen), z. B. die **Leukoplakie** (*griech.* derber weißer Fleck). Aus diesen Vorstufen können sich **invasive Plattenepithelkarzinome** entwickeln.

1.2.3 Regionale Besonderheiten der Mundschleimhaut

Lippen Sie sind innen bedeckt von unverhorntem Plattenepithel **(Pars mucosa),** welches nach außen in das verhornte Plattenepithel des Gesichts übergeht **(Pars cutanea).** Die Übergangszone liegt im Bereich des Lippenrots **(Pars intermedia).** Zunächst ist hier das Epithel **parakeratinisiert** und wird im Verlauf nach außen **orthokeratinisiert.** Die Lamina propria der Pars mucosa enthält seromuköse Drüsen **(Gll. labiales),** Fettzellen, Gefäße sowie Nervenzellen. Die Oberfläche Pars cutanea hingegen enthält

Tab. 1.2 Muskulatur des Gaumens

Muskel	Ursprung	Ansatz	Innervation	Funktion
M. tensor veli palatini	• Lamina medialis des Proc. pterygoideus ossis sphenoidalis • Tuba auditiva	Aponeurosis palatina	N. mandibularis (V_3)	• Spannen des Velum palatinum • Öffnung der Tuba auditiva
M. levator veli palatini	• Pars petrosa ossis temporalis • Tuba auditiva		• N. glossopharyngeus (IX) • N. vagus (X)	• Anheben des Velum palatinum • Öffnung der Tuba auditiva
M. uvulae	Aponeurosis palatina	Bindegewebe der Uvula		Verkürzung der Uvula
M. palatoglossus		Radix linguae	N. glossopharyngeus (IX)	• Verengung der Schlundenge • Senken des Velum palatinum
M. palatopharyngeus		Rachennaht (Raphe pharyngis)		• Senken des Velum palatinum • Heben des Rachens

Haarfollikel, Schweiß- und Talgdrüsen. Die Pars intermedia ist reich an Kapillaren und bis auf einzelne Talgdrüsen drüsenfrei.

MERKE

Parakeratinisiert Epithel mit Merkmalen verhornten und unverhornten Plattenepithels. Die oberen Zelllagen tragen noch Kerne und Kernreste, das Str. granulosum ist sehr dünn.
Orthokeratinisiert Epithel, das lediglich Merkmale verhornten Plattenepithels trägt.

Wangen Unter ihrer Schleimhaut findet sich zusätzlich eine Submukosa mit kleinen Speicheldrüsen **(Gll. buccales).**
Weicher Gaumen Dieser trägt Schleimhaut mit unverhorntem mehrschichtigem Plattenepithel und mukösen Drüsen in der Submukosa. Diese Schleimhaut geht nasal in respiratorisches Epithel über.
Harter Gaumen Er trägt an seiner Oberfläche unverhorntes mehrschichtiges Plattenepithel. Das Epithel ist fest am Periost verwachsen. An den Stellen, wo die mechanische Beanspruchung höher ist, ist es orthokeratotisch verhornt.
Zunge Die Zungenwurzel enthält lymphatisches Gewebe **(Tonsilla lingualis).** Auf dem Zungenrücken finden sich in der Schleimhaut vier verschiedene Formen von Papillen:

1. **Papillae filiformes (Fadenpapillen):** Vorkommen am gesamten Zungenrücken, häufigste Papillen. Schlank mit rachenwärts gerichteten Spitzen, die verhorntes Epithel tragen. Funktion: Mechanorezeptoren (Tastsinn), weshalb sich histologisch Tastrezeptoren und freie Nervenendigungen finden.
2. **Papillae fungiformes (Pilzpapillen):** finden sich an Zungenspitze und Zungenrand. Form: niedrig und breit wie ein Pilz. Funktion: Thermo-, Mechano- und Geschmacksrezeptoren.
3. **Papillae foliatae (Blattpapillen):** Vorkommen am Zungenrand. Bilden Schleimhautfalten, in denen Geschmacksknospen liegen.

Papillae vallatae (Wallpapillen): sind mit einem Durchmesser von ca. 1–3 mm die größten aller Papillen. Vorkommen: 7–12 Papillen befinden sich im V-förmigen Sulcus terminalis. Sind von einem Graben umgeben, in den die Ausführungsgänge der serösen **Von-Ebner-Spüldrüsen** münden. Im seitlichen Epithel liegen Geschmacksknospen.

CHECK-UP

Beschreibe Aufbau, Funktion und jeweilige Lage der Papillen auf der Zungen!

Jetzt bist du dran!

Überblick gewinnen

Notiere dir ca. 5 Stichwörter aus diesem Unterkapitel.

1.3 Lippen und Wangen

Christoph Jaschinski

Anatomie

Die Lippen **(Labia)** werden durch den M. orbicularis oris hervorgerufen und sind jeweils über eine Schleimhautfalte – Oberlippenbändchen (Frenulum labii superioris) bzw. Unterlippenbändchen (Frenulum labii inferioris) – mit dem Zahnfleisch verbunden. Da den Lippen im Gegensatz zum übrigen Gesicht eine Hornhautschicht fehlt, schimmert die Farbe des darunter strömenden Blutes hindurch und führt zur charakteristischen Rotfärbung.

Die muskuläre Grundlage der Wangen **(Buccae)** bildet der M. buccinator, dem nach außen das Corpus adiposum buccae (Wangenfettpfrof, **Bichat-Fettpfropf**) aufliegt. Der Bichat-Fettpfropf füllt den Raum zwischen M. buccinator und M. masseter und ist bei Kindern besonders stark ausgeprägt („Pausbacken").

Jetzt bist du dran!

Überblick gewinnen

Notiere dir ca. 5 Stichwörter aus diesem Unterkapitel.

1.4 Schlundenge

Christoph Jaschinski

Anatomie

Als Schlundenge **(Isthmus faucium)** bezeichnet man eine halbmondförmige Öffnung, die den Übergang von der Mundhöhle zum Rachenraum bildet. Kranial liegen das Velum palatinum und die Uvula, lateral der vordere **(Arcus palatoglossus)** und hintere Gaumenbogen **(Arcus palatopharyngeus)** und kaudal die Zunge. Zwischen Arcus palatoglossus und Arcus palatopharyngeus liegt die Tonsillarbucht **(Fossa tonsillaris).** In der Fossa tonsillaris liegt auf beiden Seiten die Gaumenmandel **(Tonsilla palatina).** Die Oberfläche einer Tonsilla palatina ist durch zahlreiche Mandelgrübchen (Fossulae tonsillares) zerklüftet. In die Tiefe weiten sich die Fossulae tonsillares zu Mandelkrypten (Cryptae tonsillares). Dort sammelt sich bei entzündlichen Erkrankungen Detritus, der als weißliche Pünktchen auf der Oberfläche sichtbar wird.

KLINIK

Die Gaumenmandeln liegen in einem gut durchbluteten Gewebe. Das größte Risiko bei der **Tonsillektomie** sind Nachblutungen aus Ästen der A. carotis externa.

Jetzt bist du dran!

Überblick gewinnen

Notiere dir ca. 5 Stichwörter aus diesem Unterkapitel.

1.5 Zähne

Henrik Holtmann

Histologie

Das menschliche Gebiss besteht aus Frontzähnen, die die Schneide- **(Dentes incisivi)** und Eckzähne **(Dentes canini)** umfassen, sowie aus Seitenzähnen, zu denen die Vormahl- **(Dentes premolares)** und die Mahlzähne **(Dentes molares)** gerechnet werden.

1.5.1 Allgemeiner Zahnaufbau

Jeder Zahn besteht aus folgenden Anteilen:

- **Corona dentis** (Krone)**:** sichtbarer, aus dem Zahnfleisch herausragender Teil des Zahns; von Zahnschmelz überzogen.
- **Collum dentis** (Hals)**:** liegt oberhalb des knöchernen Zahnfachs (Zahnalveole, Alveolus dentis) und ist von Gingiva (Zahnfleisch) überzogen.
- **Radix dentis** (Wurzel)**:** liegt in der Zahnalveole, ist von Zement überzogen und wird durch Desmodontium (Periodontium) im Alveolarknochen fixiert. Front- und Vormahlzähne haben in der Regel eine Wurzel, Mahlzähne zwei bis drei.

MERKE

Gingiva, Zement, Desmodontium und der dem Zahn zugewandte Knochen werden gemeinsam als **Parodontium** (Zahnhalteapparat) bezeichnet.

1.5.2 Zahnschmelz

Der an den Zahnhöckern bis zu 2,5 mm dicke **Amelum (Enamelum,** Zahnschmelz) setzt sich aus ca. 5 μm dicken, säulenförmigen Schmelzprismen und dazwischenliegendem interprismatischem Schmelz zusammen. Insgesamt besteht Schmelz zu über 95 Gew.-% aus Hydroxylapatitkristallen und ist die härteste Substanz des menschlichen Körpers. Schmelzbildung:

1. Dem Schmelz aufliegende und vor ihm zurückweichende **Ameloblasten** (Adamantoblasten) stellen Schmelzmatrixproteine, z. B. Amelogenin, Ca^{2+} und Phosphat, bereit.
2. In Richtung auf die Schmelzfront bilden die Ameloblasten den keilförmigen **Tomes-Fortsatz,** der vor der Mineralisation zurückgezogen wird.
3. Interprismatischer Schmelz wird als Leitstruktur mineralisiert, dann wird das Schmelzprisma verlängert.
4. Schmelz wächst von der Schmelz-Dentin-Grenze (der ehem. Membrana preformativa) aus in Richtung der später freien Zahnoberfläche. Am reifen Zahn ist er max. 2,3 mm dick.
5. Bei Zahndurchbruch gehen die Ameloblasten unter. Reifer Schmelz ist daher zellfrei und nicht regenerationsfähig.

MERKE

Der regelmäßige Verlauf der Schmelzprismen ist im Zahnschliff an der **Hunter-Schreger-Streifung** erkennbar. Diese Streifen verlaufen orthogonal zur Schmelz-Dentin-Grenze. Durch rhythmisches Wachstum entstehen außerdem parallel zur Schmelz-Dentin-Grenze und zur freien Zahnoberfläche sog. **Retzius-Streifen.**

1.5.3 Dentin (Zahnbein)

Dentin bildet sich im Zentrum des Zahns und wächst lebenslang von der Schmelz-Dentin-Grenze in Richtung Pulpa **(Zahnmark).** Dentin ist bis zu 5 mm dick und besteht (in Gew.-%) aus Hydroxylapatit (70 %), organischer Matrix (20 %, v. a. Kollagen Typ I) und Wasser (10 %). Es wird von **Odontoblasten** bereitgestellt, die sich wie auch die Ameloblasten vor der Mineralisation zurückziehen und deren Perikaryen an der Dentin-Pulpa-Grenze zu liegen kommen. Von ihnen geht ein Fortsatz **(Tomes-Faser)** aus, der in einem Dentinkanälchen liegt und bis an den Schmelz heranreicht.

- **Manteldentin:** geringer mineralisiertes Dentin, das direkt unter dem Schmelz liegt und bei der Zahnentwicklung zuerst entsteht
- **Prädentin:** das zuletzt gebildete, noch nicht mineralisierte Dentin
- **Zirkumpulpales Denti:** voluminösester Teil des Dentins; liegt zwischen Mantel- und Prädentin
- **Peritubuläres Dentin:** die Dentintubuli einscheidendes Dentin; stark mineralisiert, geringer Kollagenanteil
- **Intertubuläres Dentin:** füllt die Räume zwischen dem peritubulären Dentin aus; geringer mineralisiert

Bis zum Abschluss des Wurzelwachstums gebildetes Dentin bezeichnet man als **Primärdentin.** Hiervon zu differenzieren ist:

- **Sekundärdentin:** lebenslang physiologisch nachgebildetes Dentin, das zu einer zunehmenden Pulpaatrophie führt
- **Tertiärdentin (reparatives** oder **Reizdentin**): auf einen pathologischen Reiz hin gebildetes Dentin, z. B. infolge von Knirschen oder Beschleifen des Zahnes beim Zahnarzt; ohne reguläre histologische Dentincharakteristika wie das Primär- und Sekundärdentin mit seinen peri- und intertubulären Dentinbereichen

MERKE

Im Zahnschliff sind im Dentin physiologischerweise Wachstumslinien **(Von-Ebner-Linien)** sichtbar. Pathophysiologisch durch metabolische Störungen entstehende Wachstumslinien werden als **Owens-Linien** bezeichnet.

1.5.4 Zement

Am Zahnhals geht der Schmelz in den 0,1–0,5 mm dicken, desmal ossifizierenden Zement über, der in Aufbau, Gewebestruktur und Zusammensetzung dem Knochen gleicht. Zement besteht in Gew.-

% zu 61 % aus Hydroxylapatit, zu 27 % aus organischer Matrix und zu 12 % aus Wasser. Er wird von **Zementoblasten** gebildet. Den Zement durchziehende Kollagenfasern, sog. **Sharpey-Fasern,** verbinden den Zement mit dem Desmodont.

1.5.5 Zahnpulpa

Die Pulpa, einschließlich der Wurzelkanäle, hat ein Grundgerüst aus retikulären Fasern und mesenchymalem Bindegewebe, in das Blut- und Lymphgefäße sowie ein Nervengeflecht, der **Raschkow-Plexus,** eingelagert sind. Vom Plexus reichen dendritische Axone in die Dentinkanälchen und übermitteln Schmerzsignale.

1.5.6 Desmodontium und Gingiva

Das 0,1–0,3 mm starke Desmodontium (Parodontium) aus straffem kollagenem Bindegewebe verbindet den Zahn über den Zement mit dem Alveolarknochen. Die Gingiva, die den Zahn im Halsbereich bedeckt, setzt sich aus einem verhornten Plattenepithel und einer kollagenfaserreichen Lamina propria zusammen. Über das **Saumepithel,** das zum Schmelz hin eine Basalmembran und Hemidesmosomen ausbildet, ist die Gingiva fest mit dem Zahn verbunden.

KLINIK

Karies bezeichnet die bakteriell und säurebedingte Zerstörung von Zahnhartsubstanzen bis zur Pulpa, **Parodontitis** die bakterielle Zerstörung des Saumepithels, eventuell mit anschließender Degeneration des gesamten Desmodontiums.

CHECK-UP

- Wodurch wird das Dentin im Kronenbereich, wodurch im Wurzelbereich bedeckt?
- Was bezeichnet Sekundär- was Tertiärdentin?

Jetzt bist du dran!

Überblick gewinnen

Notiere dir ca. 5 Stichwörter aus diesem Unterkapitel.

1.6 Zunge

Christoph Jaschinski

Anatomie

Die Zunge **(Lingua)** ist ein Muskelkörper zum Greifen, Zermahlen und Schlucken von Nahrung. Sie ist zudem bei der Erzeugung von Sprachlauten **(Artikulation)** von entscheidender Bedeutung. Die Zunge enthält lymphatisches Gewebe sowie Geschmacks- und Mechanorezeptoren. Beim Säugling erzeugt sie den notwendigen Unterdruck beim Saugen.

1.6.1 Makroskopischer Aufbau

Die Zunge besteht aus der feinen Zungenspitze **(Apex linguae),** dem mächtigen Zungenkörper **(Corpus linguae)** und dem breiten Zungengrund **(Radix linguae).** Im Radix linguae liegt reichlich lymphatisches Gewebe, das in seiner Gesamtheit als Zungenmandel (Tonsilla lingualis) bezeichnet wird. Über 3 Schleimhautfalten – die Plica glossoepiglottica mediana und die beiden Plicae glossoepiglotticae laterales – ist der Zungengrund mit dem Kehlkopf verbunden, wobei zwischen Plica glossoepiglottica mediana und einer Plica glossoepiglottica lateralis jeweils eine grubige Vertiefung (Vallecula epiglottica) liegt.

Die Zungenoberfläche nennt man Zungenrücken **(Dorsum linguae),** den Zungenrand bezeichnet man als Margo linguae und die Zungenunterseite als Facies inferior linguae. Auf dem Dorsum linguae formt der V-förmige **Sulcus terminalis** die Grenze zwischen Corpus linguae und Radix linguae. An der Spitze des Sulcus terminalis liegt das Foramen caecum, wo die Entwicklung der Schilddrüse beginnt. Unterhalb des Dorsum linguae liegt die Aponeurosis linguae, die als Ansatzstelle der äußeren und inneren Zungenmuskulatur (➤ Tab. 1.3 und ➤ Tab. 1.4) fungiert.

Der Sulcus medianus teilt die Zunge oberflächlich, das Septum linguae in der Tiefe in eine rechte und eine linke Seite. Über das Zungenbändchen (Frenulum linguae) ist die Facies inferior linguae mit dem Mundboden verbunden. Gelegentlich ziert eine prominente Schleimhautfalte **(Plica fimbriata)** die Facies inferior linguae. Sie ist das Relikt einer früheren Unterzunge.

MERKE

Die Zunge ist der einzige quer gestreifte Muskel, der sich **aktiv verlängern** kann („Zunge herausstrecken").

Tab. 1.3 Äußere Zungenmuskulatur

Muskel	Ursprung	Ansatz	Innervation	Funktion
M. genioglossus	Spina mentalis superior mandibulae	Aponeurosis linguae	N. hypoglossus (XII)	• Herausstrecken der Zunge • Senken des Apex linguae
M. hyoglossus	• Cornu majus ossis hyoidei • Corpus ossis hyoidei	Aponeurosis linguae		• Rückzug der herausgestreckten Zunge • Senken des Margo linguae
M. styloglossus	Proc. styloideus ossis temporalis	Apex linguae		Bewegung der Zunge nach kraniookzipital

Tab. 1.4 Innere Zungenmuskulatur

Muskel	Ursprung	Ansatz	Innervation	Funktion
M. longitudinalis superior	Apex linguae	Radix linguae	N. hypoglossus (XII)	• Verkürzen und Verbreitern der Zunge • Heben des Apex linguae
M. longitudinalis inferior				• Verkürzung und Verbreitern der Zunge • Senken des Apex linguae
M. transversus linguae	Margo linguae	• Septum linguae • Aponeurosis linguae		Verschmälern und Verlängern der Zunge
M. verticalis linguae	Dorsum linguae	Facies inferior linguae		Abflachen und Verlängern der Zunge

Jetzt bist du dran!

Überblick gewinnen

Notiere dir ca. 5 Stichwörter aus diesem Unterkapitel.

1.7 Speicheldrüsen

Christoph Jaschinski und Henrik Holtmann, Vorauflage: Björn Jacobi

Anatomie, Histologie, Physiologie

Bei den Speicheldrüsen unterscheidet man 3 große Speicheldrüsen **(Glandulae salivariae majores).**

1.7.1 Ohrspeicheldrüse

Die rein seröse Ohrspeicheldrüse **(Gl. parotidea, Parotis)** produziert ca. 20 % des Ruhespeichels. Nach Stimulation durch mechanische Reize, z. B. Kauen, und/oder durch Geschmacksreize steigt der Anteil auf bis zu 35 % an.

Die Gl. parotidea gliedert sich in einen oberflächlichen (Pars superficialis) und einen tiefen Teil (Pars profunda). Die Pars superficialis liegt auf dem M. masseter, die Pars profunda ragt bis in die Fossa retromandibularis. Zwischen den beiden Partes spaltet sich die **A. carotis externa** in ihre beiden Endäste (A. maxillaris und A. temporalis superficialis) auf. Gleichzeitig teilt sich auch der **N. facialis (VII)** innerhalb der Ohrspeicheldrüse in seine Hauptäste auf **(Plexus intraparotideus).**

Rostral wird die Gl. parotidea vom M. masseter begrenzt, okzipital liegen äußerer Gehörgang (Meatus acusticus externus), Proc. styloideus ossis temporalis, Proc. mastoideus ossis temporalis sowie M. sternocleidomastoideus. Die kaudale Begrenzung bilden Corpus mandibulae und M. digastricus, kranial liegt der Arcus zygomaticus.

Die Ohrspeicheldrüse wiegt in etwa 20–30 g und ist von einer Bindegewebskapsel (Fascia parotidea) umgeben.

MERKE

Der Ausführungsgang der Ohrspeicheldrüse **(Ductus parotideus)** zieht zunächst unterhalb des Jochbogens über den M. masseter, danach durchbohrt er den M. buccinator und mündet schließlich auf der Papilla ductus parotidei gegenüber des 2. oberen Molaren in das Vestibulum oris ein.

1.7.2 Unterkieferspeicheldrüse

Die Unterkieferspeicheldrüse **(Gl. submandibularis)** produziert den größten Teil des Speichels: 65 % in Ruhe, 55 % nach Stimulation. Sie liegt im **Trigonum submandibulare** und wird vom M. digastricus kaudal eingerahmt. Oberhalb grenzen Corpus mandibulae und M. mylohyoideus an sie an.

Die Unterkieferspeicheldrüse wiegt ca. 10–15 g und ist eine gemischt seromuköse Drüse mit vorwiegend seröser Sekretion. Der Ausführungsgang der Gl. submandibularis **(Ductus submandibularis)** zieht zuerst haarnadelförmig um den Hinterrand des M. mylohyoideus, dann auf dem M. mylohyoideus nach rostral und mündet letztlich auf eine warzenförmige Erhebung der Mundschleimhaut, die Caruncula sublingualis, die lateral des Frenulum linguae liegt.

MERKE

Die **A. facialis** – als Ast der A. carotis externa – durchzieht die Gl. submandibularis.

1.7.3 Unterzungenspeicheldrüse

Die Unterzungenspeicheldrüse **(Gl. sublingualis)** produziert mit etwa 5 % nur einen verschwindend geringen Teil des Speichels. Sie liegt auf dem M. mylohyoideus und ruft eine Schleimhautfalte **(Plica sublingualis)** hervor. Die Gl. sublingualis ist eine gemischt seromuköse Drüse mit vorwiegend muköser Sekretion und wiegt ungefähr 5 g. Sie setzt sich aus vielen kleinen Einzeldrüsen zusammen, die auf verschiedene Ausführungsgänge münden: Der **Ductus sublingualis major** mündet gemeinsam mit dem Ductus submandibularis auf der Caruncula sublingualis, die **Ductus sublinguales minores** enden auf der Plica sublingualis.

1.7.4 Kleine Speicheldrüsen

Neben den 3 großen Speicheldrüsen gibt es eine Vielzahl kleiner Speicheldrüsen **(Gll. salivariae minores).** Man unterscheidet:

- **Gll. labiales**
- **Gll. buccales**

- **Gll. palatinae**
- **Gll. linguales**

Die Glandulae salivariae minores produzieren allerdings nur 10 % des Speichels, die für sich genommen nicht ausreichen, um den Mund zu befeuchten.

1.7.5 Feinstruktur

Die großen Speicheldrüsen sind von einer Kapsel umgeben, deren Fasern in das Innere ziehen und die Drüsen in Läppchen unterteilen.

Drüsenendstücke In den Läppchen befinden sich je nach Speicheldrüse muköse, seröse und/oder seromuköse Endstücke (➤ Abb. 1.1). Diese Endstücke enthalten an ihrer basalen Seite **Myoepithelzellen.**

Ausführungsgangsystem Das in den Endstücken produzierte Sekret drainiert zuerst in intralobulär gelegene **Schaltstücke,** von hier weiter in intralobulär gelegene **Streifenstücke** (Sekretrohr) und schließlich in den interlobulären **Ausführungsgang.** Dieser vereinigt sich mit weiteren Ausführungsgängen zum **Hauptausführungsgang.**

Die Schaltstücke bilden die kleinste und dünnste Einheit des Ausführungsgangsystems. Sie haben ein einschichtig flaches Epithel und enthalten ebenfalls Myoepithelzellen, die den Rückfluss des in den Endstücken gebildeten Sekrets verhindern sollen. Die Streifenstücke sind größer als die Schaltstücke und von einem einschichtig prismatischen Epithel ausgekleidet. Ihr Zytoplasma ist aufgrund des Reichtums an Mitochondrien, welche die **basale Streifung** der Streifenstücke bewirken, azido- bzw. eosinophil. Der in den Endstücken produzierte isotone Speichel wird in den Streifenstücken durch Rückresorption von Na^+- und Cl^--Ionen (Na^+/K^+-ATPase), aber nicht von Wasserionen, hypoton. Die zahlreichen Mitochondrien liefern die Energie für diesen Prozess.

Die interlobulär gelegenen Ausführungsgänge sind weitlumig und im Anfangsbereich aus einschichtig prismatischem Epithel aufgebaut, welches im weiteren Verlauf in ein zweischichtiges prismatisches Epithel übergeht. Die Hauptausführungsgänge sind durch zweischichtiges prismatisches Epithel gekennzeichnet.

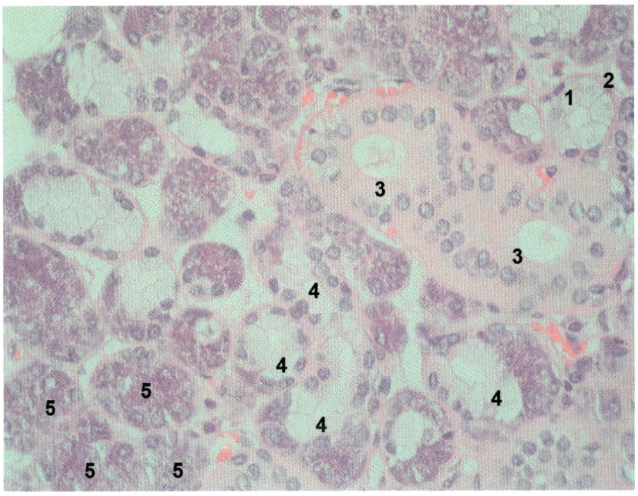

Abb. 1.1 Gl. submandibularis bei hoher Vergrößerung (H. E.): rein muköses Endstück (1), Myoepithelzelle (2), längs angeschnittenes Streifenstück (3), muköse Endstücke mit aufsitzenden Von-Ebner-Halbmonden (4), rein seröse Endstücke (5) [M652]

Gl. parotidea Diese große Speicheldrüse enthält ausschließlich seröse Endstücke. Im Anschnitt des Parenchyms finden sich mit zunehmendem Alter immer mehr Fettzellen.

Gl. sublingualis Diese Drüse weist v. a. muköse Endstücke auf. Nur selten finden sich hier Von-Ebner-Halbmonde und Anschnitte von Streifenstücken.

Gl. submandibularis Die Drüse enthält neben serösen Endstücken, die die Hauptmasse bilden, auch muköse Anteile, die meist von serösen Halbmonden gesäumt sind (➤ Abb. 1.1).

CHECK-UP

- Was ist das ultrastrukturelle Korrelat der basalen Streifung der Sekretrohre?
- Rein seröse Endstücke weist welche Speicheldrüse auf?

1.7.6 Physiologie

Funktion Speichel dient der Verflüssigung und dem **Verdau** der in die Mundhöhle aufgenommenen Nahrung sowie der **Abwehr** von Mikroorganismen. Pro Tag werden etwa 0,5–1,5 l Speichel in den großen und kleinen Speicheldrüsen gebildet. H_2O macht mit 99 % den Hauptbestandteil des Speichels aus, der Rest wird eingenommen von den Elektrolyten Na^+, K^+, Cl^- und HCO_3^- sowie Muzinen, IgA, Enzymen – z. B. α-Amylase, Lysozym – und anderen Proteinen. Unter den großen Speicheldrüsen produziert die Gl. parotis vorwiegend dünnflüssigen (serösen) Speichel, die Gll. submandibularis und sublingualis produzieren dagegen schleimigen (seromukösen) Speichel, der sich durch einen höheren Anteil von Muzinen auszeichnet.

Sekretion In den Azini der Speicheldrüsen wird zunächst ein plasmaisotoner Primärspeichel sezerniert (295 mmol/l). Hierbei wird Cl^- über basolaterale NKCC-Transporter sekundär aktiv in die Azinuszellen aufgenommen. Der Auswärtsgradient für Cl^--Ionen bewirkt dann eine apikale Diffusion ins Lumen. Na^+ strömt passiv parazellulär nach, H_2O ebenfalls sowie durch Aquaporine der apikalen Zellmembran. Muzine werden aktiv durch Exozytose freigesetzt. Der Primärspeichel wird in den Streifenstücken durch aldosteronabhängigen Na^+- und Cl^--Entzug zunehmend **hypoton** (50–100 mosmol/l). K^+ sowie HCO_3^- werden dagegen ins Lumen der Ausführungsgänge sezerniert.

Zusammensetzung Die Zusammensetzung der Elektrolyte ändert sich in Abhängigkeit der Sekretionsrate des Speichels. **Steigt das Sekretionsvolumen,** so können die Ionentransportmechanismen in den Ausführungsgängen nicht mit der Flussrate mithalten. Dies führt zu einem Anstieg der Konzentrationen von Na^+ und Cl^- sowie zu einem Abfall der Konzentrationen von K^+ und HCO_3^- (➤ Abb. 1.2). Der **pH-Wert** ist bei niedrigen Flussraten leicht sauer und erreicht bei maximaler Sekretion deutlich alkalische Werte (bis 7,8).

Regulation Die Speichelsekretion wird durch verschiedene Mechanismen kontrolliert.

- **Neurogene Reize:** Erwartung, Appetit → Speichelsekretion ↑.
- **Reflektorische Mechanismen:** Geruch, Geschmack, mechanische Reizung der Mundschleimhaut, Kauen → Speichelsekretion ↑.
- Im Sinne eines Schutzreflexes bewirkt **Säure** eine verstärkte Produktion dünnflüssigen Speichels.
- Innerhalb des vegetativen Nervensystems bewirken sowohl Parasympathikus als auch Sympathikus eine Steigerung der Speichelsekretion. Der **Parasympathikus** bedingt jedoch über

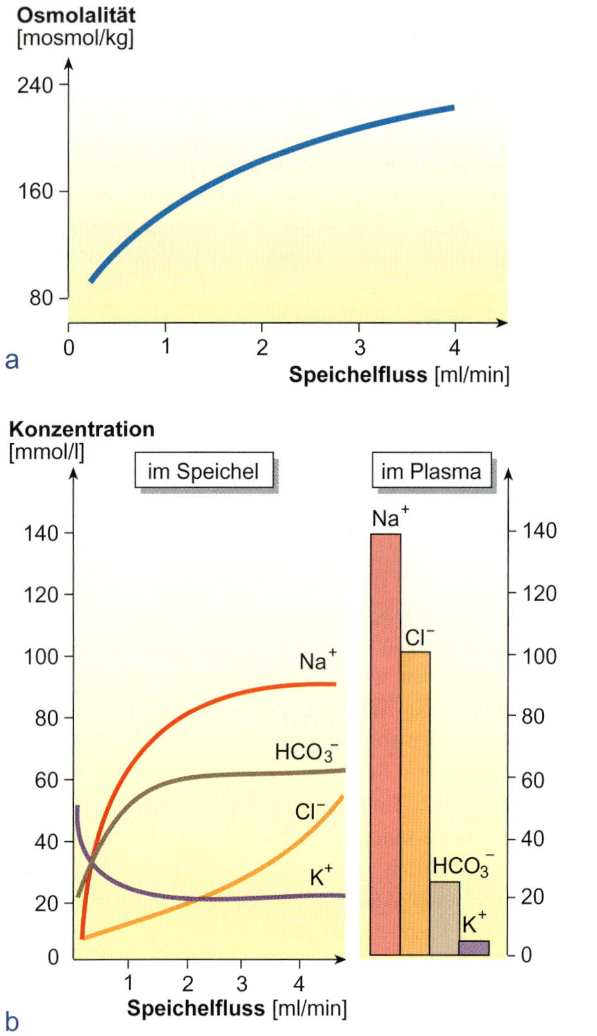

Abb. 1.2 Abhängigkeit der Osmolarität **(a)** und der Ionenkonzentrationen **(b)** des Speichels von der Flussrate [L106]

ACh und Co-Transmitter wie VIP und Substanz P eine Produktion **serösen Speichels.** Der **Sympathikus** hingegen sorgt über Noradrenalin v. a. für eine Produktion **mukösen Speichels** mit geringer Steigerung der Sekretmenge.

MERKE

Speichelsekretion In **Stresssituationen** – z. B. Prüfungssituation → Sympathikusaktivität ↑ – wird der Speichel dickflüssiger → „trockener Mund und feuchte Hände". Speichel ist das einzige Verdauungssekret, das **nicht plasmaisoton** ist, sondern hypoton. Je höher die **Sekretionsrate,** desto weniger hypoton und umso alkalischer der Speichel!

Jetzt bist du dran!

Überblick gewinnen

Notiere dir ca. 5 Stichwörter aus diesem Unterkapitel.

1.8 Rachen

Christoph Jaschinski und Henrik Holtmann

Anatomie, Histologie

1.8.1 Aufbau

Der Rachen **(Pharynx)** ist ein Muskelschlauch, der an der Unterseite der Schädelbasis aufgehängt ist und bis zum Ösophagus reicht. Über den Pharynx wird sowohl die Atemluft in die Trachea als auch Nahrung und Flüssigkeit in den Ösophagus geleitet. Der Rachen setzt sich aus vielen Einzelmuskeln zusammen (➤ Tab. 1.5 und ➤ Tab. 1.6) und gliedert sich in 3 Abschnitte:

- **Nasenrachenraum (Pars nasalis pharyngis, Nasopharynx, Epipharynx):** erstreckt sich von der Unterseite der Schädelbasis bis zum Velum palatinum. In den Epipharynx mündet die Ohrtrompete **(Tuba auditiva).** Sie verbindet den Epipharynx mit dem Mittelohr. Die Mündung der Ohrtrompete **(Ostium pharyngeum tubae auditivae)** wird von 2 Vorwölbungen bogenförmig umrahmt: Kraniorostral liegt der Tubenwulst **(Torus tubarius),** der durch den knorpeligen Anteil der Ohrtrompete (Pars cartilaginea tubae auditivae) entsteht. Kraniookzipital liegt die Tuben-Rachen-Falte **(Plica salpingopharyngea),** die durch den M. salpingopharyngeus aufgeworfen wird. Kaudal des Ostium pharyngeum tubae auditivae wölbt sich der **Torus levatorius** vor. Er wird durch den M. levator veli palatini hervorgerufen. Der gesamte Epipharynx enthält reichlich lymphatisches Gewebe. Im Rachendach liegt die Rachenmandel **(Tonsilla pharyngea)** und im Bereich des Ostium pharyngeum tubae auditivae beidseits die Tubenmandel **(Tonsilla tubaria).** Gemeinsam mit der Tonsilla palatina und der Tonsilla lingualis bilden sie den lymphatischen Rachenring **(Waldeyer-Rachenring).** Über die Choanen ist der Epipharynx mit der Nasenhöhle verbunden.
- **Mundrachenraum (Pars oralis pharyngis, Mesopharynx, Oropharynx):** liegt zwischen Velum palatinum und Oberrand des Kehldeckels (Epiglottis) i. H. HWK 2. Über den Isthmus faucium ist der Mesopharynx mit der Mundhöhle verbunden.
- ‚**Unterrachenraum (Pars laryngea pharyngis, Hypopharynx, Laryngopharynx):** reicht vom Oberrand der Epiglottis bis zum Ringknorpel i. H. HWK 6. Seitlich des Kehlkopfs (Larynx) formt der Hypopharynx den Recessus piriformis, über den der Speisebrei am Kehlkopf vorbeigeleitet wird. Innerhalb des Recessus piriformis wird beidseits eine Schleimhautfalte (Plica nervi laryngei) durch den darunter verlaufenden N. laryngeus superior aufgeworfen. Über den Kehlkopfeingang (Aditus laryngis) ist der Hypopharynx mit dem Larynx verbunden, über die Constrictio cricoidea mit dem Ösophagus).

Tab. 1.5 Schlundheber (Mm. levatores pharyngis)

Muskel	Ursprung	Ansatz	Innervation	Funktion
M. stylopharyngeus	Proc. styloideus ossis temporalis	Laterale Pharynxwand zwischen M. constrictor pharyngis superior et medius	N. glossopharyngeus (IX)	Heben des Rachens
M. salpingopharyngeus	Tuba auditiva	Laterale Pharynxwand		
M. palatopharyngeus	➢ Tab. 1.2			

Tab. 1.6 Schlundschnürer (Mm. constrictores pharyngis)

Muskel	Ursprung	Ansatz	Innervation	Funktion
M. constrictor pharyngis superior	• Pars pterygopharyngea: Proc. pterygoideus ossis sphenoidalis • Pars buccopharyngea: Raphe pterygomandibularis • Pars mylopharyngea: Mandibula • Pars glossopharyngea: M. transversus linguae	Raphe pharyngis	• N. vagus (X) • N. accessorius (XI)	Abschluss des Nasopharynx vom Oropharynx (Passavant-Wulst)
M. constrictor pharyngis medius	• Pars chondropharyngea: Cornu minus ossis hyoidei • Pars ceratopharyngea: Cornu majus ossis hyoidei			Schub von Speisebrei in Richtung Ösophagus
M. constrictor pharyngis inferior	• Pars thyropharyngea: Cartilago thyroidea • Pars cricopharyngea: Cartilago cricoidea			

1.8.2 Feinstruktur

Der obere **Epipharynx** (Pars nasalis pharyngis) ist ein Abschnitt der Atemwege und daher mit respiratorischem Epithel ausgekleidet. Die Lamina propria enthält seromuköse Drüsen. Der mittlere **Meso- oder Oropharynx** (Pars oralis pharyngis) und der untere **Hypopharynx** (Pars laryngea pharyngis) sind sowohl Abschnitte der Luftleitung als auch der Speisepassage und daher mit mehrschichtig unverhorntem Plattenepithel ausgekleidet. In der Lamina propria finden sich muköse **Gll. pharyngeales.**

1.8.3 Schlundmuskulatur

MERKE

Als **Raphe pharyngis** bezeichnet man einen Sehnenstreifen, der am Tuberculum pharyngeum ossis occipitalis aufgehängt ist und als Ansatzpunkt der Schlundschnürer und eines Teils der Schlundheber dient.

CHECK-UP

Durch welches Oberflächenepithel wird jeweils Epi-, Oro- und Hypopharynx bedeckt?

Jetzt bist du dran!

Überblick gewinnen

Notiere dir ca. 5 Stichwörter aus diesem Unterkapitel.

1.9 Speiseröhre

Christoph Jaschinski

Anatomie

Die Speiseröhre **(Ösophagus)** ist ein ca. 25 cm langer Muskelschlauch, der den Rachen mit dem Magen verbindet. Aufgenommene Nahrungsbissen und Flüssigkeiten werden über den Ösophagus mittels peristaltischer Wellen in den Magen transportiert.

1.9.1 Makroskopischer Aufbau

Der Ösophagus reicht vom Unterrand des Ringknorpels i. H. HWK 6–7 bis zur Mündung in den Magen i. H. BWK 10–11. Er lässt sich in 3 Abschnitte untergliedern:

- **Pars cervicali:** liegt der **Wirbelsäule** unmittelbar an und reicht bis zum Eintritt in den Thorax. Sie zieht am **Unterrand des linken Schilddrüsenlappens** vorbei, sodass sie als suspekte Struktur bei der Schilddrüsensonografie imponieren kann.
- **Pars thoracica:** legt sich der **Aorta** i. H. BWK 4 von medial an, verläuft dorsal des linken Hauptbronchus und zieht bis zum Zwerchfell. Charakteristisch ist das ampulläre Erscheinungsbild der Pars thoracica in der Röntgenkontrastmitteldarstellung.
- **Pars abdominialis:** nennt man den Anteil zwischen Zwerchfellschlitz (Hiatus oesophageus) und Mageneingang. Sie liegt **intraperitoneal** und ist daher mit Peritoneum überzogen. Das **Lig. phrenicooesophageale** bildet die bindegewebige Brücke zwischen Diaphragma und Ösophagus. Der Ösophagus mündet in einem spitzen Winkel von ca. 55° **(His-Winkel)** in den Magen. Der His-Winkel stabilisiert den Ösophagus im Zwerchfellschlitz.

KLINIK

Sollte das Lig. phrenicooesophageale zu schlaff sein, kann der Ösophagus aufgrund seiner enormen Längsspannung Teile des Magen durch den Hiatus oesophageus in die Brusthöhle ziehen **(Hiatushernie).** Eine Hiatushernie ist zu 90 % ursächlich für eine **Refluxösophagitis.**

Die Speiseröhre hat einen kranialen und einen kaudalen Sphinkter. Während es sich bei dem kranialen um einen **echten Sphinkter** handelt, der von Zirkulärfasern des M. cricopharyngeus und oberen Ösophagus gebildet wird, ist der kaudale nur ein **funktioneller Sphinkter.** Er besteht aus der schraubenartig verlaufenden Längsmuskulatur des Ösophagus und einem Venenplexus (angiomuskulärer Dehnverschluss). Der kaudale Ösophagussphinkter verschließt in Verbindung mit dem His-Winkel und dem gegenüber dem Brustraum erhöhten Innendruck des Bauchraums die Speiseröhre gegen den sauren Magensaft.

1.9.2 Topografie

Im Bereich der Pars cervicalis verläuft in der Rinne zwischen Luft- und Speiseröhre beidseits der **N. laryngeus recurrens** zur Kehlkopfmuskulatur. Auf Herzhöhe liegt die Speiseröhre rechts in unmittelbarer Nachbarschaft zur **rechten Lunge.** Ventral ist sie nur durch das Perikard vom **linken Vorhof** getrennt. Links grenzt sie an die **linke Lunge** und dorsal an die **Wirbelsäule.**

Im weiteren Verlauf nach kaudal legt sich die Aorta der Speiseröhre zunächst von lateral an, unterkreuzt sie und liegt ihr schließlich von dorsal an.

Bereits auf Höhe der Bifurcatio tracheae legt sich der **N. vagus** der Speiseröhre an. Beim Durchtritt durch den Hiatusschlitz wird die Speiseröhre von den **Trunci vagales anterior und posterior** sowie vom **R. phrenicoabdominalis sinister** des N. phrenicus begleitet.

Durch die Nähe zu den umliegenden Strukturen entstehen **3 Ösophagusengen**:

- Obere Enge **(Constrictio cricoidea):** ist die engste Stelle der Speiseröhre i. H. HWK 6. Hier bleiben verschluckte Gegenstände bevorzugt stecken.
- Mittlere Enge (**Constrictio aortica**): entsteht durch die räumliche Nähe zur Aorta i. H. BWK 4.
- Untere Enge **(Constrictio diaphragmatica):** wird durch den Zwerchfellschlitz i. H. BWK 10 hervorgerufen.

KLINIK

Die Nähe zum linken Vorhof lässt sich klinisch in der **transösophagealen Echokardiografie** (TEE) nutzen, bei der ein Endoskop mit einem eingebauten Schallkopf in die Speiseröhre eingeführt wird. Das TEE eignet sich, um Thromben im linken Vorhof auszuschließen und die Funktion der Mitralklappe zu beurteilen. Umgekehrt kann eine Vergrößerung des linken Vorhofs zu Schluckbeschwerden führen.

1.9.3 Feinstruktur

Henrik Holtmann

Histologie

Die Mukosa des Ösophagus zeigt längs verlaufende Falten. Die Lamina epithelialis mucosae besteht aus mehrschichtigem unverhorntem Plattenepithel. Die Submukosa enthält die **Gll. oesophageae,** kleine muköse Drüsen, welche Muzine sezernieren. Im oberen Drittel des Ösophagus besteht die Muscularis propria aus quer gestreifter Skelettmuskulatur, im mittleren Drittel aus quer gestreifter und glatter Muskulatur und im unteren Drittel nur aus glatter Muskulatur. Lediglich das kurze abdominal gelegene Stück des Ösophagus ist von Serosa überzogen. Der extraperitoneal gelegene Teil hat einen Überzug aus Adventitia.

FOKUS

Eine Inkompetenz des unteren Ösophagussphinkters führt zum Rückfluss von saurem Mageninhalt in den Ösophagus und so zu einer Refluxösophagitis mit epithelialen Defekten, Erosionen, Nekrosen und schließlich Ulzerationen im unteren Ösophagusdrittel oral der Übergangszone von Platten- zu Zylinderepithel, die bei endoskopischen Untersuchungen makroskopisch als sog. **Z-Linie** zu erkennen ist.

Das Plattenepithel des unteren Ösophagusdrittels passt sich an, indem es sich mittelfristig zu einem Zylinderepithel mit Becherzellen entwickelt. Dieser Vorgang – die Entwicklung eines ausdifferenzierten Gewebes in ein anderes ausdifferenziertes Gewebe – wird als **Metaplasie** bezeichnet.

Das entstehende Zylinderepithel, das nicht mit dem Zylinderepithel der Magenschleimhaut übereinstimmt, wird auch als **Barrett-Ösophagus** bezeichnet. In ihm entstehen häufig Dysplasien, aus denen sich Präkanzerosen entwickeln können, die mit einem erhöhten Risiko für die Entwicklung eines **Adenokarzinoms** verbunden sind.

1.9.4 Schluckakt

Schlucken soll den Transport des Speisebreis von der Mundhöhle in den Ösophagus sicherstellen und eine Aspiration von Nahrungsbestandteilen in die Luftwege verhindern. Der Schluckakt wird zwar **willkürlich eingeleitet,** danach läuft aber ein vom **Schluckzentrum** in der **Medulla oblongata** gesteuertes, festgelegtes, **unwillkürliches Programm** ab. 3 Phasen lassen sich unterscheiden:

- **Orale Phase:** Durch Kontraktion der Mm. suprahyoidei wird das Zungenbein angehoben. Dadurch wird die Zunge gegen den Gaumen gepresst. Dies aktiviert das Schluckzentrum in der Medulla oblongata. Die Atmung setzt aus.
- **Pharyngeale Phase:** Durch Anspannung des M. thyrohyoideus wird das Zungenbein in Richtung Kehlkopf gezogen, wodurch sich der präepiglottische Fettkörper **(Corpus adiposum preepiglotticum)** verformt. Infolgedessen klappt der Kehldeckel nach unten und verschließt den Kehlkopfeingang. Außerdem verschließen sich die Stimmlippen. Als Nächstes schließt sich der Nasopharynx gegen den Oropharynx ab, sodass keinerlei Flüssigkeit oder Speisebrei in die Nasenhöhle gelangen können. Dazu kontrahieren sich auf der einen Seite der M. constrictor pharyngis superior – Bildung des **Passavant-Wulsts** – und auf der anderen Seite die Mm. levator veli palatini et tensor veli palatini. Danach schieben die Mm. styloglossus et hyoglossus die Zunge kolbenartig nach hinten, was den Speisebrei durch die Schlundenge in die beiden Recessus piriformis befördert. Ein Zurückfließen des Speisebreis wird durch Anspannung der Mm. palatoglossus et transversus linguae verhindert. Durch die Recessus piriformis fließt der Speisebrei in Richtung Ösophagus.
- **Ösophageale Phase:** Der obere Ösophagussphinkter öffnet sich und peristaltische Wellen – regelmäßige An- und Entspannung der Mm. constrictor pharyngis medius et inferior – befördern den Speisebrei in den Magen.

MERKE

Rezeptive Relaxation Erschlaffung der Magenfundusmuskulatur beim Schlucken. Dieser Reflex verhindert einen starken Druckanstieg beim Übertritt von Nahrung in den Magen und wird vom N. vagus vermittelt.

1.9.5 Steuerung des unteren Ösophagussphinkters

Christoph Jaschinski, Vorauflage: Björn Jacobi

Physiologie

Es existiert **kein anatomischer Sphinkter** am Übergang von Speiseröhre zu Magen. Dennoch ist eine als Sphinkterzone bezeichnete Region etwa 2 cm oberhalb der Kardia durch einen ständigen Ruhetonus von etwa 20 mmHg gekennzeichnet. Der Druck in den übrigen Ösophagusbereichen beträgt 0 mmHg, gemessen relativ zum intrathorakalen Druck außerhalb des Ösophagus. Dieser Tonus ist wichtig, um den Übertritt des sauren Mageninhalts in die Speiseröhre zu verhindern – insbesondere im Liegen.

MERKE

Kontrolle des unteren Ösophagussphinkters:
- Tonussteigernd wirken: ACh, Gastrin und Motilin
- Tonussenkend wirken: VIP (vasoaktives intestinales Peptid), Sekretin, Cholezystokinin (CCK), Progesteron, Alkohol, Nikotin, Fett und Kaffee

CHECK-UP

- Benenne die Ösophagusabschnitte und ihre Besonderheiten!
- Aus welchen Anteilen besteht der obere und untere Ösophagussphinkter?
- Welche Beschwerden kann eine Vergrößerung des linken Vorhofs hervorrufen?

Jetzt bist du dran!

Überblick gewinnen

Notiere dir ca. 5 Stichwörter aus diesem Unterkapitel.

Jetzt bist du dran!

Zeichenaufgabe

Zeichne die Anatomie in einem seitlichen Schnittbild von der Mundhöhle bis zur Speiseröhre.
Wie werden die einzelnen Abschnitte weiter unterteilt? Zeichne die Abschnitte ein.
Welche Muskeln sind am Schluckakt beteiligt? Erstelle eine Tabelle.
Welches Epithel findet sich prädominant in Mundhöhle, Rachen und Speiseröhre?
Welche Bereiche besitzen histologische Besonderheiten? Zeichne den histologischen Aufbau.
Welche Speicheldrüsen gibt es? Schreibe dir zu jeder die Eigenschaften und Feinstruktur auf. Wie wird der Speichel produziert?

Anregungen zur weiteren Wiederholung

Zeichne den Gaumen. Was sind die Muskeln des Gaumens?
Zeichne den Aufbau eines Zahns. Wie werden Zahnschmelz und Dentin gebildet?
Wie ist die Zungenmuskulatur unterteilt? Erstelle eine Tabelle zur Übersicht.

Überblick gewinnen

Nutze deine gesammelten Stichwörter für eine Mindmap oder eine gegliederte Stichwortliste.

KAPITEL

2 Magen-Darm-Trakt

2.1 Entwicklung des Magen-Darm-Trakts

Christoph Jaschinski

Anatomie, Physiologie

2.1.1 Übersicht

MERKE

- **Vorderdarm:** Pharynx, Ösophagus, Trachea, Bronchialbaum, Magen, Pars superior des Duodenums, Leber, Gallenblase und Pankreas
- **Mitteldarm:** Rest des Duodenums, Jejunum, Ileum, Zäkum mit Appendix vermiformis, Colon ascendens, rechter Teil des Colon transversum
- **Enddarm:** linke Hälfte des Colon transversum, Colon descendens, Colon sigmoideum, Rektum bis zum Analkanal

2.1.2 Magen

In der 5. EW bildet sich im kaudalen Teil des Vorderdarms die **Magenanlage.** Die Hinterwand der Magenanlage wächst schneller als die Vorderwand. So entstehen die Curvaturae major und minor. Danach vollzieht der Magen **2 Drehungen:** Zunächst dreht sich die Magenanlage um 90° um die Längsachse von kranial gesehen nach rechts. Dadurch gelangt der Truncus vagalis posterior aus dem rechten N. vagus auf die Magenrückseite und der Truncus vagalis anterior aus dem linken N. vagus auf die Vorderseite. Schließlich kippt die Magenanlage um eine sagittale Achse, deren Mittelpunkt im Magenkorpus liegt.

2.1.3 Darmkanal

In der 4. EW beginnt der Mitteldarm rasant zu wachsen. Es bildet sich eine u-förmige, nach ventral ausgerichtete **Nabelschleife.** Vom Scheitelpunkt der Nabelschleife geht der Ductus omphaloentericus (Ductus vitellinus) ab. Nach 2 Wochen ist im intraembryonalen Zölom nicht mehr genug Platz, sodass es zum **physiologischen Nabelbruch** kommt. Zu dieser Zeit dreht sich die Nabelschleife um 270° von ventral gesehen entgegen dem Uhrzeigersinn. Dadurch liegt die Anlage des Zäkums kurzweilig kaudal der Leber an. Später wandert das Zäkum an seine endgültige Position in die Fossa iliaca dextra.

MERKE

Ein Teil der Darmentwicklung findet **außerhalb der embryonalen Bauchhöhle** statt.

KLINIK

- **Meckel-Divertikel:** Relikt im Bereich des Ileums, wenn der **Ductus omphaloentericus** teilweise offen bleibt. Persistiert der Ductus omphaloentericus auf seiner ganzen Länge, entsteht eine Fistel zwischen Bauchnabel und Darm (Dottergangsfistel).
- **Omphalozele** (Nabelschnurbruch)**:** Durch diesen Defekt können Bauchorgane, v. a. Darmschlingen, durch den Nabel hervortreten und in der Nabelschnur verbleiben.

2.1.4 Enddarm

Der Enddarm mündet gemeinsam mit dem Urogenitaltrakt in die **Kloake.** In der 5. EW teilt das Septum urorectale die Kloake in den ventralen **Sinus urogenitalis** und den dorsalen **Canalis analis,** auch Anorektalkanal genannt. Aus dem Anorektalkanal entstehen das Rektum und die oberen ⅔ des Analkanals.

2.1.5 Leber

Die späteren Leberepithelzellen (Hepatozyten) gehen aus dem Entoderm des Vorderdarms hervor. Sie wandern über den **Ductus hepatopancreaticus** in das **Septum transversum** ein und sammeln sich zu Leberläppchen. Die dazwischenliegenden bindegewebigen Anteile der Leber sowie die blutbildenden Zellen entstammen dem Mesoderm. Die Blutbildung findet in der Leber bis zum 7. EM statt.

2.1.6 Gallenblase

Die Gallenblase und der Ductus cysticus entwickeln sich aus dem Entoderm des Vorderdarms. Die Gallenblasenanlage, **Diverticulum cysticum,** liegt kaudal der Leberanlage und ventral der vorderen Pankreasknospe.

2.1.7 Pankreas

Die Bauchspeicheldrüse entwickelt sich aus einer **ventralen** und einer **dorsalen Knospe** des Vorderdarms. Aus dem kleineren ventralen Teil entsteht der Processus uncinatus, aus dem größeren dorsalen Teil entstehen Caput, Corpus und Cauda pancreatis. Die beiden Anteile verschmelzen schließlich miteinander, sodass sich die exokrinen Ausführungsgänge der beiden Anteile vereinigen. Aus Abschnitten der exokrinen Ausführungsgänge entwickelt sich in der 10. EW das endokrine Pankreas.

KLINIK

Pancreas anulare (Ringpankreas)**:** entsteht durch eine unvollständige Rotation der ventralen Pankreasknospe um das Duodenum und kann zu einer **Behinderung der Magen-Darm-Passage im Bereich des Duodenums** führen.

2.1.8 Peritoneum

Das viszerale Peritoneum entsteht aus dem **viszeralen Mesoderm** (Splanchnopleura), das parietale Peritoneum aus dem **parietalen Mesoderm** (Somatopleura). 2 Gewebeplatten aus viszeralem Mesoderm verbinden das Darmrohr mit der Vorder- und Hinterwand der Bauchhöhle, dem ventralen und dorsalen Mesenterium. Sie versorgen die intraperitoneal gelegenen Organe mit Nerven, Blut- und Lymphgefäßen. Im Unterbauch fehlt ein ventrales Mesenterium.

MERKE

Aus … entsteht …:
- **Mesogastrium ventrale:** Lig. hepatoduodenale und Lig. hepatogastricum (Omentum minus), Peritonealüberzug der Leber, Lig. falciforme hepatis, Lig. teres hepatis
- **Mesogastrium dorsale:** Omentum majus, Peritoneum der Bursa omentalis, Lig. gastrophrenicum, Lig. gastrosplenicum, Lig. gastrocolicum, Lig. splenorenale, Lig. phrenicocolicum

CHECK-UP

- Was ist das Meckel-Divertikel und wie entsteht es?
- Was versteht man unter einem Pancreas anulare?
- Nenne die Strukturen, die aus dem Mesogastrium ventrale bzw. dorsale hervorgehen.

Jetzt bist du dran!

Überblick gewinnen

Notiere dir ca. 5 Stichwörter aus diesem Unterkapitel.

2.2 Organe des Magen-Darm-Kanals

Christoph Jaschinski und Henrik Holtmann

Anatomie, Histologie

2.2.1 Allgemeiner Aufbau

Der Magen-Darm-Trakt ist ein **muskuläres Röhrensystem,** dessen Oberfläche mit Epithel bedeckt ist. Der Ein- und Ausgang ist mithilfe von Ringmuskelsystemen (Sphinktern) verschlossen, die bei Bedarf – Schlucken und Defäkation – geöffnet werden.

Im Bauch- und Beckenraum unterscheidet man in Bezug auf das Peritoneum 3 verschiedene Lagetypen:

Intraperitoneale Lage Intraperitoneale Organe sind mit **Peritoneum viscerale** überzogen und an einem **Mesenterium (Meso)** aufgehängt. Die Mesos sind Bauchfellduplikaturen, die Nerven, Blut- und Lymphgefäße enthalten.

Intraperitoneal liegen: Magen, Pars superior des Duodenums, Jejunum, Ileum, Zäkum, Appendix vermiformis, Colon transversum, Colon sigmoideum, Leber, Gallenblase, Milz, Eierstöcke, Eileiter und ein Teil der Gebärmutter.

Sekundär retroperitoneale Lage Zunächst liegen die Organe des sekundär retroperitonealen Lagetypus intraperitoneal. Im Laufe der Entwicklung verwachsen die Organe fest mit der dorsalen Bauchwand und sind schließlich nur von **Peritoneum parietale** überzogen. Das einstige Meso bildet sich zurück.

Sekundär retroperitoneal liegen: Duodenum (außer Pars superior), Pankreas, Colon ascendens, Colon descendens und der größte Teil des Rektums.

Primär retroperitoneale Lage Organe, die seit ihrer Entstehung an der dorsalen Bauchwand befestigt und nur mit Peritoneum parietale überzogen sind.

Dazu zählen: Nieren, Nebennieren, Harnleiter, Aorta abdominalis, V. cava inferior, sympathischer Grenzstrang und Ductus thoracicus.

MERKE

Das Peritoneum viscerale ist ein einschichtiges Mesothel, das eine schmerzfreie Verschiebbarkeit der Darmschlingen ermöglicht sowie den serösen Flüssigkeitsfilm der Bauchhöhle sezerniert und resorbiert. Das Peritoneum parietale kleidet die Bauchwand aus. Es wird über den N. phrenicus und Äste der Spinalnerven innerviert und ist daher schmerzempfindlich.

2.2.2 Genereller Wandaufbau

Die Wand von Ösophagus, Magen und Darmtrakt (Rumpfdarm) besteht von luminal nach extraluminal aus (➤ Abb. 2.1):

- **Tunica mucosa** (Mukosa):
  - Lamina epithelialis
  - Lamina propria: besteht aus zell- und blutgefäßreichem retikulärem Bindegewebe mit vielen für das Immunsystem wichtigen Zellen wie z. B. Eosinophile, Granulozyten, Lymphozyten, Makrophagen und Plasmazellen
  - Lamina muscularis mucosae (Muscularis mucosae): ist die Muskelschicht der Schleimhaut; besteht aus glatter Muskulatur und ist nur im Rumpfdarm zu finden
- **Tela submucosa** (Submukosa)**:** lockeres Bindegewebe, das den **Plexus submucosus** (**Meißner-Plexus**) sowie Blut- und Lymphgefäße enthält.
- **Tunica muscularis** (Muscularis propria)**:** besteht aus dem Str. circulare (Ringmuskelschicht) und dem Str. longitudinale (Längsmuskelschicht). Zwischen beiden Schichten liegt der **Plexus myentericus (Auerbach-Plexus).**

- **Tunica serosa** (Serosa) mit **Tela subserosa** (Subserosa) bei intraperitonealen Organen oder **Tunica adventitia** (Adventitia) bei extraperitonealen und retroperitonealen Organen: Die Oberfläche der Serosa besteht zur Bauchhöhle hin aus flachem bis kubischem einschichtigem Plattenepithel (**Mesothel**). Dort bildet die Serosa das Peritoneum viscerale.

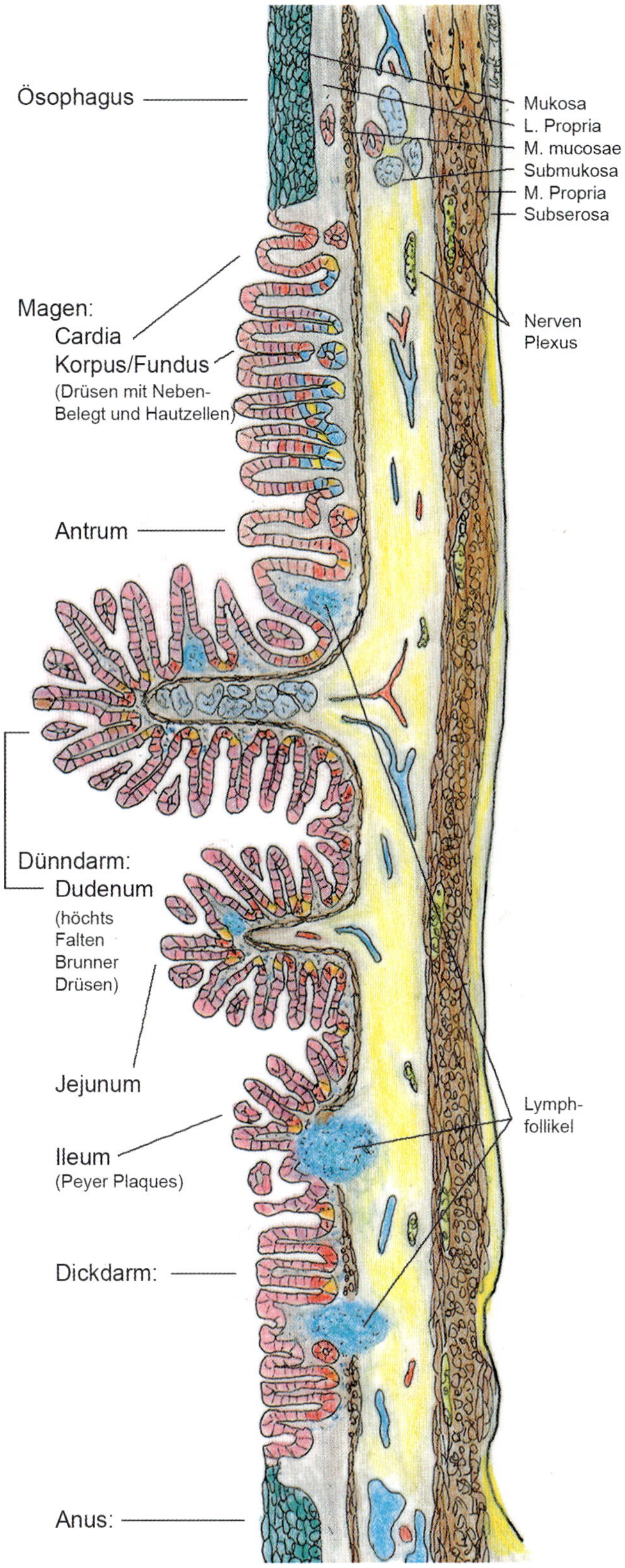

Abb. 2.1 Genereller Wandaufbau vom Ösophagus bis zum Anus [T484]

FOKUS

Beim **Carcinoma in situ** (CIS) handelt es sich um eine intraepitheliale Zellneubildung **(Neoplasie),** die die Basallamina nicht durchbrochen hat. Makroskopisch ist das Epithel im Bereich des CIS häufig verdickt. Mikroskopisch zeigt das Epithel **Atypien,** den Verlust der Differenzierung der einzelnen Zellen sowie den Verlust des physiologischen Schichtungsmusters.

2.2.3 Enterisches Nervensystem (ENS, intramurales Nervensystem)

Das ENS setzt sich aus dem **Meißner**- und dem **Auerbach-Plexus** zusammen. Der Meißner-Plexus innerviert die Submukosa, der Auerbach-Plexus Ring- und Längsmuskelschicht. Das ENS steuert die Leistungen des Rumpfdarms wie Sekretion, Motorik und Durchblutung und wird von Sympathikus wie Parasympathikus gesteuert, arbeitet aber auch ohne deren Einfluss. Als Neurotransmitter fungieren u. a. Acetylcholin, ATP, Noradrenalin, opioide Peptide, Substanz P, VIP und NO. Außer Parasympathikus und Sympathikus haben die **interstitiellen Zellen von Cajal** als Schrittmacher Einfluss auf das ENS; diese Zellen finden sich zwischen Ring- und Längsmuskelschicht.

CHECK-UP

Aus welchen Anteilen besteht die Mukosa im Magen-Darm-Trakt allgemein überall?

Jetzt bist du dran!

Überblick gewinnen

Notiere dir ca. 5 Stichwörter aus diesem Unterkapitel.

2.3 Peritoneum

Fabian Rengier

Anatomie

Hinsichtlich des Peritoneums lässt sich die Bauch- und Beckenhöhle in die Peritonealhöhle und in den Extraperitonealraum unterteilen.

- Die **Peritonealhöhle** (Cavitas peritonealis) wird vom Peritoneum parietale ausgekleidet und untergliedert sich in die Cavitas peritonealis abdominis und die Cavitas peritonealis pelvis.
- Der **Extraperitonealraum** (Spatium extraperitoneale) liegt zwischen Peritoneum parietale und den Wandungen der Bauch- und Beckenhöhle und besteht aus einem

- retroperitonealen Anteil (Spatium retroperitoneale, Retroperitonealraum),
- subperitonealen Anteil (Spatium extraperitoneale pelvis) sowie
- präperitonealen Anteil.

2.3.1 Peritonealstrukturen

- **Omentum majus:** ist mit der großen Magenkurvatur und dem Colon transversum verwachsen.
- **Omentum minus:** besteht aus dem Lig. hepatogastricum und dem Lig. hepatoduodenale.
- **Lig. hepatogastricum.** zieht vom Lig. venosum der Leber zur kleinen Magenkurvatur.
- **Lig. hepatoduodenale:** verläuft von der Leberpforte, die zwischen Lobus caudatus und Lobus quadratus liegt, zur Pars superior des Duodenums. Begrenzt das Foramen omentale ventral und enthält von ventral nach dorsal den Ductus choledochus, die A. hepatica propria und die V. portae. Führt außerdem Lymphgefäße, Lymphknoten und Nervenfasern.
- **Lig. falciforme hepatis und Lig. teres hepatis:** zieht von der vorderen Bauchwand zur Leber. Am freien Unterrand des Lig. falciforme hepatis verläuft das Lig. teres hepatis, welches die obliterierte V. umbilicalis darstellt.

2.3.2 Peritonealtaschen

Das Peritoneum bildet Recessus, Ausstülpungen der Peritonealhöhle, von denen einige klinisch eine große Rolle spielen. Tiefster Punkt der Peritonealhöhle im Stehen ist die Excavatio rectouterina (Douglas-Raum) zwischen Uterus und Rektum bei der Frau bzw. die Excavatio rectovesicalis zwischen Harnblase und Rektum beim Mann.

Zwischen Harnblase und Uterus bei der Frau befindet sich die Excavatio vesicouterina.

Im Liegen bilden der Recessus hepatorenalis **(Morrison-Tasche)** zwischen Leber und rechter Niere sowie der Recessus splenorenalis **(Koller-Tasche)** zwischen Milz und linker Niere die tiefstgelegenen Punkte der Peritonealhöhle.

Bursa omentalis Größter Recessus. Liegt dorsal von Magen und Omentum minus. Einziger natürlicher Zugang ist das Foramen omentale (Foramen epiploicum), das ventral durch das Lig. hepatoduodenale, dorsal durch die V. cava inferior, kranial durch den Lobus caudatus hepatis und kaudal durch die Pars superior duodeni begrenzt wird. Die Bursa omentalis gliedert sich in
- **Vestibulum** mit Recessus superior sowie
- **Hauptraum** mit Recessus inferior und bis zum Milzhilum reichendem Recessus splenicus.

Die Grenze zwischen den beiden Anteilen ist die Plica gastropancreatica, unter der die A. hepatica communis und die A. gastrica sinistra verlaufen. Von besonderer Bedeutung sind die **Begrenzungen** der Bursa omentalis:
- Ventral: Magenhinterwand, beide Abschnitte des Omentum minus (d. h. Ligg. hepatogastricum und hepatoduodenale)
- Dorsal: Pankreas, Aorta, linke Nebenniere, oberer Pol der linken Niere
- Kranial: Leber mit Lobus caudatus
- Kaudal: Mesocolon transversum und Lig. gastrocolicum
- Links: Milz mit den Ligg. gastrosplenicum und gastrophrenicum
- Rechts: Leber, Bulbus duodeni.

KLINIK

Im **Recessus duodenalis superior,** links der Flexura duodeojejunalis gelegen, können sich Dünndarmschlingen verfangen und zu einer sog. Treitz-Hernie führen.

CHECK-UP

- Aus welchen Bändern setzt sich das Omentum minus zusammen? Wie verlaufen diese genau und welche Strukturen enthalten sie?
- Wie verläuft das Lig. teres hepatis und wie entsteht es?
- Nenne die Begrenzungen der Bursa omentalis!

Jetzt bist du dran!

Überblick gewinnen

Notiere dir ca. 5 Stichwörter aus diesem Unterkapitel.

2.4 Angewandte und topografische Anatomie

Fabian Rengier

Anatomie

2.4.1 Oberflächenanatomie

Die vordere Bauchwand kann **topografisch** durch die beiden Medioklavikularlinien, die Subkostalebene und die Intertuberkularebene in neun Regionen eingeteilt werden, von kranial nach kaudal: mittig die Regiones epigastrica, umbilicalis und pubica; rechts und links die Regiones hypochondriaca, lateralis und inguinalis. **Klinisch** unterteilt man das Abdomen in 4 Quadranten mit dem Bauchnabel als Mittelpunkt.

Tastbare knöcherne Landmarken sind der Rippenbogen, die Spina iliaca anterior superior und das Tuberculum pubicum. Das Lig. inguinale zieht von der Spina iliaca anterior superior zum Tuberculum pubicum und bildet den Boden des Leistenkanals. Direkt oberhalb lateral des Tuberculum pubicum befindet sich der Anulus inguinalis superficialis als äußere Öffnung des Leistenkanals.

2.4.2 Organprojektionen und Tastbarkeit

Leber Der Unterrand des rechten Leberlappens folgt dem rechten Rippenbogen. Der rechte Leberlappen kann in der Regio hypochondriaca dextra blind oder gezielt unter Ultraschall- oder Computertomografie-Kontrolle punktiert werden. Der linke Leberlappen ist oft in der Regio epigastrica zu tasten und reicht bis in die Regio hypochondriaca sinistra.
Gallenblase Der Fundus der Gallenblase projiziert sich auf den Schnittpunkt von rechter Medioklavikularlinie und rechtem Rippenbogen.
Magen Er projiziert sich auf Abschnitte der Regio epigastrica und der Regio hypochondriaca sinistra.
Milz Sie projiziert sich links auf die Rippen 9–11 und ist physiologisch nicht tastbar.
Harnblase Die leere Harnblase liegt hinter der Symphysis pubis. Bei mäßiger bis starker Füllung projiziert sich die Harnblase auf die Regio pubica und kann dort zu diagnostischen Zwecken oder zur Einlage eines Blasenkatheters punktiert werden.

2.4.3 Head-Zonen

Erkrankungen der inneren Organe können zu Schmerzen in bestimmten Hautarealen, den Head-Zonen, führen (➤ › Abb. 2.2). Diesen übertragenen Schmerzen liegen Verschaltungen zwischen Viszeroafferenzen der Organe und Schmerzafferenzen im selben Rückenmarksegment zugrunde.

2.4.4 Bauchhöhle

Die Bauchhöhle **(Cavitas abdominis)** wird topografisch in Oberbauch und Unterbauch gegliedert. Die Grenze zwischen beiden Abschnitten ist das Mesocolon transversum.

Der **Oberbauch** (Drüsenbauch) enthält Leber, Gallenblase, Milz, Pankreas, Magen und Duodenum. Im **Unterbauch** (Darmbauch) liegen Dünn- und Dickdarm. Zur Schnittbildanatomie ➤ Abb. 2.3.

2.4.5 Beckenhöhle

Die Beckenhöhle **(Cavitas pelvis)** gliedert sich in 3 Etagen:
- **Cavitas peritonealis pelvis:** Beckenteil der Peritonealhöhle, unten begrenzt durch das Peritoneum parietale
- **Spatium extraperitoneale pelvis:** Subperitonealraum, unten begrenzt durch den muskulären Beckenboden
- **Dammregion**

CHECK-UP
- Welche Organe projizieren sich auf die Regio epigastrica?
- Wo ist der Anulus inguinalis superficialis tastbar?

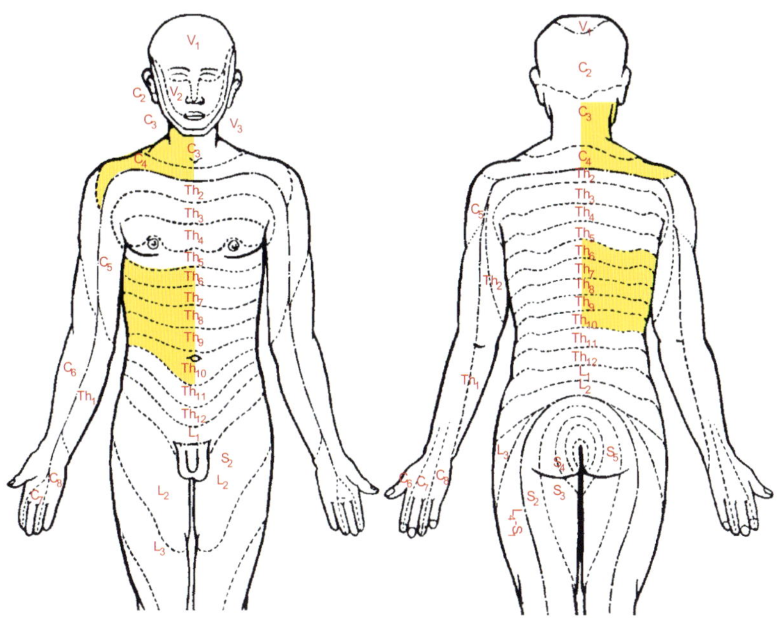

Abb. 2.2 Head-Zonen [L190]

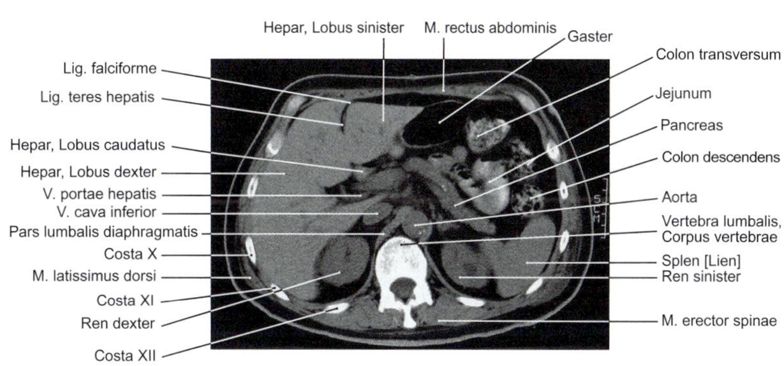

Abb. 2.3 Computertomografischer Querschnitt des Abdomens i. H. LWK 1 (Sobotta-Archiv aus Paulsen/Waschke. Sobotta Atlas der Anatomie. 25. A. 2022 © Elsevier GmbH) [S700]

Jetzt bist du dran!

Überblick gewinnen

Notiere dir ca. 5 Stichwörter aus diesem Unterkapitel.

2.5 Motorik des Magen-Darm-Trakts

Christoph Jaschinski, Vorauflage: Björn Jacobi

Physiologie

2.5.1 Glatte Muskulatur des Magen-Darm-Trakts

Motorische Funktionen des Magen-Darm-Trakts sind für Aufnahme, Transport, Durchmischung, Resorption und Ausscheidung von Nahrung von zentraler Bedeutung. Ab dem Ösophagus bis zum Rektum werden diese Funktionen von glatter Muskulatur ausgeführt. Diese besitzt die Fähigkeit zu spontaner elektrischer Aktivität und steht unter vielfältigen regulatorischen Einflüssen durch das Nervensystem, Hormone und lokale Signalstoffe.

2.5.2 Glattmuskuläre Kontraktionsformen

Phasisch-rhythmische Aktivität Eine Besonderheit im Gastrointestinaltrakt sind phasisch-rhythmische Kontraktionen. Sie werden von spezialisierten glatten Muskelzellen zwischen äußerer Längs- und innerer Ringmuskulatur gebildet, den interstitiellen Zellen von Cajal. Je nach Lokalisation entstehen typische Eigenrhythmen **(basale organspezifische Rhythmen, BOR):**

- **Magen** (Schrittmacherregion der großen Kurvatur)**:** 3/Min.
- **Dünndarm:** 12/Min.; nach distal abnehmend

Zellphysiologisch entstehen BOR durch spontane Öffnung unspezifischer Kationenkanäle und daraus resultierenden langsamen Membrandepolarisationen **(Slow-Wave-Potenziale).** Auf diesen Vordepolarisationen können **AP-Spikes** durch die Öffnung spannungsabhängiger Ca^{2+}-Kanäle entstehen und für eine verstärkte Kontraktion der Muskelzelle sorgen. Alternativ kann durch parasympathische Stimulation der Muskulatur das **Plateau** von Ca^{2+}-Aktionspotenzialen verlängert werden, was ebenfalls zu einer Kontraktion führt.

Tonische Aktivität Tonisch, also anhaltend aktive glatte Muskeln, kommen v. a. in der Wand von Speicherorganen vor (Magenfundus, Gallenblase) und in Sphinkteren (Bauhin-Klappe, innerer Analsphinkter). Sie stehen vorwiegend unter **chemischer Kontrolle,** z. B. durch Acetylcholin (ACh).

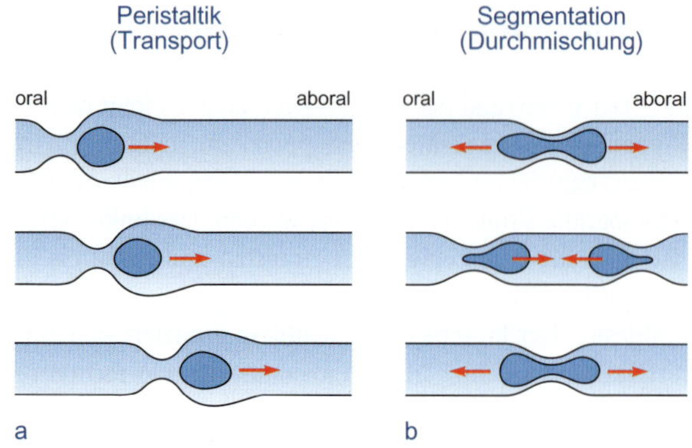

Abb. 2.4 Wichtige Formen gastrointestinaler Motilität: propulsive Peristaltik und Segmentationsbewegung [L106]

Propulsive Peristaltik Von oral nach aboral wandernde Kontraktionswellen der glatten Ringmuskulatur bewirken einen Weitertransport des Speisebreis in Richtung Anus (➤ Abb. 2.4).

Nichtpropulsive Peristaltik (Segmentationsrhytmik) Kontrahieren zwei benachbarte Bereiche glatter Ringmuskulatur gleichzeitig, so findet kein gerichteter Transport des Speisebreis, sondern vielmehr eine Durchmischung statt (➤ Abb. 2.4).

Jetzt bist du dran!

Überblick gewinnen

Notiere dir ca. 5 Stichwörter aus diesem Unterkapitel.

2.6 Sekretion

Christoph Jaschinski, Vorauflage: Björn Jacobi

Physiologie

Tab. 2.1 Übersicht über die gastrointestinale Flüssigkeitssekretion und -resorption

Organ	Sekretion [l/d]	Resorption [l/d]
Nahrung	2	
Speicheldrüsen	1,5	
Magensaft	2	
Pankreassaft	1,5	
Galle	1	
Dünndarm	1	7
Colon		1,9
Stuhl		0,1
Bilanz	**9**	**9**

Im Verlauf des Magen-Darm-Trakts werden von den verschiedenen exokrinen Drüsen insgesamt etwa 10 l Sekretvolumen produziert (➤ Tab. 2.1).

Jetzt bist du dran!

Überblick gewinnen

Notiere dir ca. 5 Stichwörter aus diesem Unterkapitel.

2.7 Vegetative Innervation der Bauch- und Beckeneingeweide

Fabian Rengier

Anatomie

Das vegetative Nervensystem besteht aus dem **viszeroefferenten** System, dem **viszeroafferenten** System und dem intramuralen Nervensystem. Die viszeroafferenten Fasern verlaufen meist gemeinsam mit den viszeroefferenten Fasern. Das viszeroefferente System gliedert sich in Sympathikus **(Pars sympathica)** und Parasympathikus **(Pars parasympathica).**

2.7.1 Sympathikus

Ursprung Von den Ursprungskerngebieten des Sympathikus im thorakolumbalen Rückenmark ([C8] Th1–L2) übernehmen diejenigen in Th5–L2 die Versorgung der Bauch- und Beckeneingeweide.

Truncus sympathicus Meist 4 paarige Ganglia lumbalia und 4–5 paarige Ganglia sacralia bilden den Truncus sympathicus im Abdomen und Becken. Die beiden Grenzstränge laufen im median gelegenen unpaaren Ganglion impar zusammen. Die Ganglien des Truncus sympathicus nennt man auch **Grenzstrangganglien** oder **paravertebrale Ganglien.**

Präganglionäre Strecke Die präganglionären Fasern aus Th5–L2 gelangen ohne Umschaltung durch die paravertebralen Ganglien hindurch und bilden dann die **Nn. splanchnici:**

- Die **Nn. splanchnici thoracici major** (Th5–9), **minor** (Th10 + 11) und **imus** (Th12) ziehen durch das Zwerchfell zum Plexus aorticus abdominalis.
- Die **Nn. splanchnici lumbales** und **sacrales** enden im Plexus aorticus abdominalis und in den Plexus hypogastrici.

Umschaltung Die präganglionären Fasern werden in den vor und neben der Aorta abdominalis sowie im Becken gelegenen Nervengeflechten auf das 2. (postganglionäre) Neuron umgeschaltet.

Das um die Aorta abdominalis gelegene Nervengeflecht wird in der Gesamtheit als Plexus aorticus abdominalis bezeichnet und enthält die Plexus coeliacus, mesentericus superior/inferior und renalis. Im Becken liegen die Plexus hypogastrici superior und inferior. Die in diesen Nervengeflechten lokalisierten Ganglien (Ganglia coeliaca, mesentericum superius/inferius, aortorenalia, renalia und pelvica) nennt man **prävertebrale Ganglien.**

MERKE

Die sympathischen präganglionären Fasern für die Bauch- und Beckeneingeweide werden in den prävertebralen Ganglien umgeschaltet.

Postganglionäre Strecke Von den Nervengeflechten gelangen die postganglionären sympathischen Fasern meist gemeinsam mit prä- oder postganglionären parasympathischen Fasern entlang von Arterien zum Erfolgsorgan. Dort bilden die postganglionären Fasern organnahe Plexus (Plexus gastricus, hepaticus, splenicus usw.).

Funktion Eine Aktivierung des Sympathikus bewirkt im Magen-Darm-Trakt die Abnahme der Darmmotilität, die Kontraktion der Sphinkteren, eine Verringerung der Drüsensekretion sowie eine Vasokonstriktion. Beim Mann wird durch Sympathikusaktivierung zudem die Ejakulation herbeigeführt.

2.7.2 Parasympathikus

Ursprung Der Parasympathikus hat einen kranialen und einen sakralen Anteil. Die Perikarya der 1. parasympathischen Neurone des kranialen Anteils liegen im Ncl. dorsalis n. vagi, die des sakralen Anteils in den Seitenhörnern des sakralen Rückenmarks (S2–4).

Präganglionäre Strecke:

- Die Fasern des **kranialen Anteils** verlaufen in den Nn. vagi zum Ösophagus, wo sie unter gegenseitigem Faseraustausch den **Plexus oesophageus** ausbilden. Dieser setzt sich schließlich in die **Trunci vagales** anterior und posterior fort, wobei der Truncus vagalis posterior überwiegend Fasern des N. vagus dexter enthält (Merke: dexter = dorsal). Die Trunci vagales treten mit den Ösophagus im Hiatus oesophageus durch das Zwerchfell. Während der Truncus vagalis anterior am Magen im Plexus gastricus anterior endet, gelangen die Fasern des Truncus vagalis posterior zum Plexus aorticus abdominalis. Dort schließen sie sich postganglionären sympathischen Fasern an und ziehen mit ihnen zum Erfolgsorgan.
- Die Fasern des **sakralen Anteils** ziehen als **Nn. splanchnici pelvici** zu dem seitlich von Rektum, Prostata bzw. Cervix uteri gelegenen Plexus hypogastricus inferior.

Umschaltung Erfolgt zum überwiegenden Teil in organnahen Ganglien der organnahen Plexus.

Postganglionäre Strecke Aufgrund der überwiegenden Umschaltung in organnahen Ganglien ist die postganglionäre Strecke meist kurz. Der kraniale Anteil versorgt Leber, Gallenblase, Pankreas, Milz, Niere, Nebennierenrinde, Duodenum, Dünndarm sowie Colon ascendens bis zum aboralen Drittel des Colon transversum, also proximal des **Canon-Böhm-Punkts.** Der sakrale Anteil versorgt das aborale Drittel des Colon transversum, also distal des Canon-Böhm-Punkts, Colon descendens, Colon sigmoideum, Rektum, Anus, Harnblase, Harnröhre sowie innere und äußere Genitale.

MERKE

Der **N. vagus** übernimmt die parasympathische Innervation aller Hals- und Brusteingeweide, der Organe des Oberbauchs (Drüsenbauch), der Nieren sowie des Magen-Darm-Trakts bis zum Canon-Böhm-Punkt.

Funktion Eine Aktivierung des Parasympathikus führt im Magen-Darm-Trakt zur Zunahme der Motilität, zur Erschlaffung der Sphinkteren und zur Steigerung der Drüsensekretion; im Urogenitalsystem bewirkt eine Parasympathikusaktivierung die Erektion von Penis bzw. Klitoris und die Miktion.

FOKUS

Bei **Prostataoperationen** kann es zur Schädigung des Plexus prostaticus und somit zur erektilen Dysfunktion der Corpora cavernosa kommen.

Jetzt bist du dran!

Überblick gewinnen

Notiere dir ca. 5 Stichwörter aus diesem Unterkapitel.

2.8 Integrative Steuerung der Magen-Darm-Funktion

Christoph Jaschinski, Vorauflage: Björn Jacobi

Physiologie

2.8.1 Enterales Nervensystem

Vegetative Kontrolle Das vegetative Nervensystem greift als Modulations- und Kontrollinstanz in das ENS ein. **Parasympathische Neurone** (v. a. über ACh) wirken i. d. R. tonussteigernd, **adrenerge sympathische Neurone** dagegen tonussenkend. Eine Ausnahme bilden Sphinkteren, die aus glatter Muskulatur aufgebaut sind: Sie werden vom Sympathikus über α_1-Rezeptoren tonisiert. Darüber hinaus gibt es die inhibitorischen Neurone, welche weder Noradrenalin noch ACh als Transmitter benutzen **(NANC-Neurone).**

2.8.2 Zusammenspiel gastrointestinaler Signalstoffe

Zahlreiche gastrointestinale Signalstoffe sind in einem komplexen Regulationsnetzwerk miteinander verknüpft. Dies zeigt sich etwa bei der Regulation der Säureproduktion im Magen. Zu diesen Signalstoffen zählen Neurotransmitter (wie ACh), Hormone (wie Gastrin, Sekretin und Leptin) und Gewebehormone (wie Prostaglandine, Histamin).

Inkretine Inkretine sind Peptidhormone, welche im GI-Trakt gebildet werden und neben Insulin und Glucagon einen wichtigen Einfluss auf die Glucosehomöostase besitzen. Inkretine wie das **Glucagon-like peptide-1 (GLP-1)** und das **Glucose-dependent insulinotropic polypeptide (GIP):**

- Fördern die Insulinfreisetzung, wenn der Speisebrei den Dünndarm erreicht
- Steigern die Glucoseempfindlichkeit der β-Zellen
- Verlangsamen die Magenentleerung und reduzieren die Geschwindigkeit, mit der Glucose in den Blutkreislauf gelangt
- Vermindern den Appetit

CHECK-UP

Wie könnte man medikamentös auf die Säureproduktion, die Fettresorption, den Glucosespiegel im Blut und das Sättigungsgefühl einwirken?

Jetzt bist du dran!

Überblick gewinnen

Notiere dir ca. 5 Stichwörter aus diesem Unterkapitel.

Jetzt bist du dran!

Zeichenaufgabe

Zeichne den allgemeinen Aufbau des Magen-Darm-Kanals. Welche 3 Lagetypen gibt es? Wie ist das Peritoneum aufgebaut?
Zeichne auch den generellen histologischen Aufbau.
In welcher Schicht finden sich die Nerven? Wie wird der Magen-Darm-Kanal innerviert?
Erkläre die Motorik des Magen-Darm-Trakts und die verschiedenen Muskeln.

Anregungen zur weiteren Wiederholung

Welche Strukturen entstehen aus Vorder-, Mittel- und Enddarm? Wie entsteht das Peritoneum?
Zeichne die Organprojektionen. Wie wird das Abdomen klinisch eingeteilt?

Überblick gewinnen

Nutze deine gesammelten Stichwörter für eine Mindmap oder eine gegliederte Stichwortliste.

KAPITEL

3 Organe des Magen-Darm-Kanals

Anatomie, Histologie, Physiologie

3.1 Magen

Christoph Jaschinski und Henrik Holtmann,
Vorauflage: Björn Jacobi

Anatomie, Histologie, Physiologie

- Der Magen **(Gaster)** verbindet Ösophagus und Duodenum. Die aufgenommene Nahrung wird durch die **Salzsäureproduktion** des Magens und den damit verbundenen niedrigen pH-Wert (bis zu 1,5) desinfiziert. Zudem beginnt die **Verdauung der Eiweiße** durch Pepsin und Kathepsin. Schubweise wird der so entstandene Nahrungsbrei **(Chymus)** zerkleinert, durchmischt und schließlich weitertransportiert. Im Durchschnitt verbleibt der Chymus für 23 Stunden im Magen.

3.1.1 Makroskopischer Aufbau

Man unterteilt den Magen in 4 Abschnitte:

- **Pars cardiaca** (Magenmund): verhindert den Rückfluss **(Reflux)** von saurem Chymus.
- **Fundus gastricus:** Hier sammelt sich die verschluckte Luft. Auf dem Röntgenbild erkennt man diese als charakteristische schwarze Magenblase unter der linken Zwerchfellkuppel. Zwischen Pars cardiaca und Fundus gastricus liegt der His-Winkel. Als morphologisches Korrelat findet sich auf der Mageninnenseite an dieser Stelle das Magenknie (Genu gastricum).
- **Corpus gastricus:** größter Teil des Magens und der eigentliche Mischer des Chymus. Auf der Mageninnenseite liegen die Magenstraßen (Plicae gastricae), auf denen der Chymus in Richtung Dünndarm geleitet wird. Den Übergang zur nachfolgenden Pars pylorica markiert die **Incisura angularis.**
- **Pars pylorica** (Magenpförtner): besteht aus Antrum pyloricum und Canalis pyloricus. Die engste Stelle (ca. 2 mm Ø) bildet am Übergang zum Duodenum ein Ringmuskel, M. sphincter pyloricus.

3.1.2 Topografie

Der Magen liegt intraperitoneal und projiziert auf die Regio epigastrica und Regio hypochondriaca sinistra. Der Mageneingang liegt i. H. BWK 10–12, der Hauptanteil des Magens i. H. LWK 2–3, der Magenausgang i. H. LWK 1–2.

Den linken Rand des Magens bildet die große Kurvatur **(Curvatura major)**, den rechten die kleine Kurvatur **(Curvatura minor).** Von der Curvatura minor zieht das kleine Netz **(Omentum minus)** zur Leber. Es setzt sich aus dem **Lig. hepatoduodenale** und dem **Lig. hepatogastricum** zusammen. Letzteres kann bei chirurgischen Eingriffen ohne Schaden für den Patienten durchtrennt werden. Wohingegen das Lig. hepatoduodenale wichtige arterielle und venöse Blutgefäße zur Leber sowie den Hauptgallengang führt. Gleichzeitig bildet dieses Band die Eingangspforte (Foramen epiploicum) zur **Bursa omentalis.**

Analog dazu entspringt das große Netz **(Omentum majus)** embryonal von der Curvatura major. Es ist ein Relikt des Mesogastrium dorsale. Im Laufe der Entwicklung verwächst das große Netz mit dem Colon transversum und allein das Lig. gastrocolicum erinnert an die Verbindung zum Magen. Das große Netz enthält Abwehrzellen (Macula lactea, **Milchflecken**), mit denen Entzündungen intraperitoneal bekämpft werden können.

Über das Lig. gastrosplenicum ist der Magen mit der Milz und über das Lig. gastrophrenicum mit dem Zwerchfell verbunden.

3.1.3 Feinstruktur

Die Mukosa des Magens zeigt schräg und quer verlaufende Falten, die **Plicae gastricae,** die bei starker Magenfüllung zusätzlichen Raum bereitstellen können (➤ Abb. 3.1). Die Mukosa besteht aus einem einschichtig hoch prismatischen Oberflächenepithel, das Schleim bildet, v. a. Muzine, und Vertiefungen in die Lamina propria, die **Foveolae gastricae** (Magengrübchen), ausbildet. Die Foveolae wiederum zeigen tubulöse Einmündungen bis in die Muscularis mucosae, die **Gll. gastricae propriae** (Magendrüsen) genannt werden. Die Verbindung zwischen den Foveolae und den Drüsen ist der **Isthmus.**

Das Oberflächenepithel, das durch Prostaglandine und Sekretin zur Schleimbildung stimuliert wird, formt eine Schutzbarriere gegen den sauren Magensaft. Verstärkt wird dieser Effekt durch in den Schleim eingelagertes Bicarbonat, das bei der Magensäurebildung anfällt.

Die Lamina propria der Pars pylorica kann einzelne Lymphfollikel aufweisen. Die Muscularis propria ist aus einer Ring- und Längsmuskelschicht sowie aus einer zusätzlichen dritten inneren Schicht mit schräg verlaufenden glatten Muskelzellen, den **Fibrae obliquae,** aufgebaut. Der Magen ist außen von Serosa überzogen.

Cardia ventriculi

Die spezifischen Magendrüsen bilden eine Schleimschicht, die das Oberflächenepithel zusätzlich schützt. Foveolae nehmen ca. ⅓ der Schleimhautdicke ein. Der Übergang zwischen mehrschichtig unverhorntem Plattenepithel des Ösophagus zu einschichtig hoch prismatischem Oberflächenepithel der Kardia ist mikroskopisch wie makroskopisch abrupt und gezackt, daher auch als Ora serrata (Z-Linie) bezeichnet.

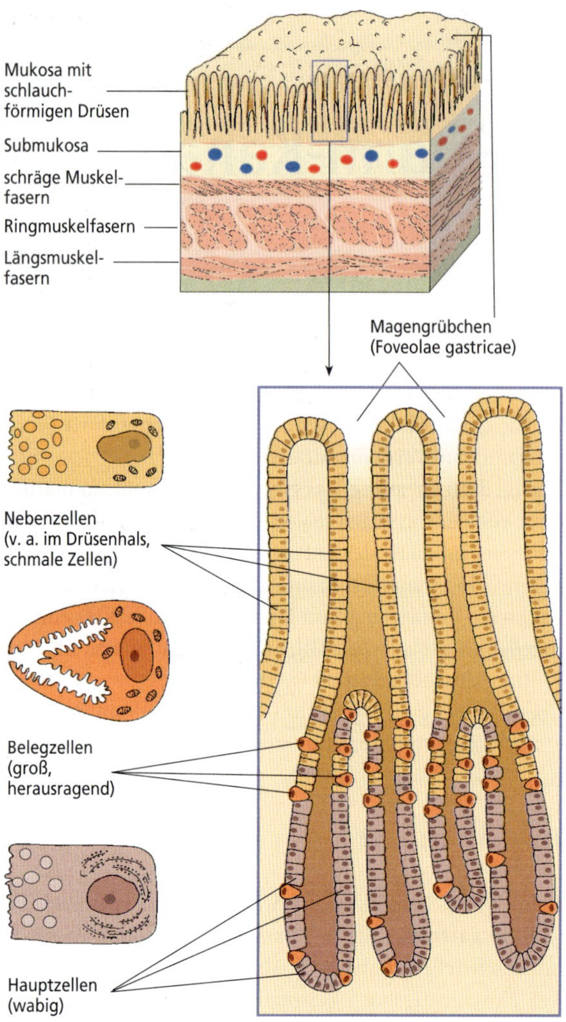

Abb. 3.1 Schematischer Aufbau der Magenschleimhaut (im Korpus- und Fundusbereich) [L190]

Korpus und Fundus ventriculi

In Korpus und Fundus sind die Foveolae flach. Die Drüsen lassen sich hier nach ihrem Aufbau in Drüsenhals und Drüsenhauptteil einteilen. Der Drüsenhals ist reich an Stammzellen sowie Neben- und Parietalzellen. Im Drüsenhauptteil sind Hauptzellen und in geringerem Umfang **enteroendokrine Zellen** enthalten.

Stammzellen Aus den dünnen stäbchenförmigen, häufig durch Mitosefiguren gekennzeichneten Stammzellen regenerieren sich alle Typen der spezifischen Drüsenzellen von Korpus und Fundus. Sie finden sich auch im Isthmus.

Nebenzellen Dies sind im H. E.-Schnitt blasse, stiftchenförmige Zellen. Sie produzieren Muzine, die sich von denen des Oberflächenepithels ultrastrukurell unterscheiden.

Parietalzellen (Belegzellen) Sie enthalten viele Mitochondrien, die als wichtige Energielieferanten für die Ionenpumpen dienen. Die Mitochondrien führen zu einem eosinophilen oder azidophilen Aussehen der Parietalzellen. Mikroskopisch zeigen sich die Belegzellen im zweidimensionalen Schnitt dreieckförmig, sind größer als die übrigen Drüsenzellen und wirken häufig wie von außen auf die Drüsenschläuche aufgesetzt. Apikal (zum Drüsenlumen) tragen sie zur Oberflächenvergrößerung Mikrovilli.

Die Parietalzellen produzieren bei Stimulation **HCl** (Magensäure). Im ruhenden Zustand weist die Parietalzelle im Intrazellularraum tubuläre und vesikuläre Strukturen auf. Bei Aktivierung zur Säurebildung fusionieren diese Strukturen mit der apikalen Plasmamembran zu **intrazellulären Canaliculi.** Die in den tubulovesikulären Strukturen befindlichen Protonenpumpen, die H^+/K^+-ATPasen, sind nun Teil der Plasmamembran. Die Protonenpumpen transportieren anschließend Protonen in Form von H^+-Ionen im Austausch für K^+-Ionen gegen ein pH-Konzentrationsgefälle aus der Zelle, in der ein pH von 7 herrscht, in den Magensaft, wo der pH bei 1,5 liegt. Wird ein H^+-Ion aus der Zelle transportiert, folgt ihm ein Cl^--Ion in das Drüsenlumen, wo sich beide zu Salzsäure verbinden.

Daneben produziert die Parietalzelle den **Intrinsic-Faktor,** der an aufgenommenes Vitamin B_{12} bindet und für dessen Resorption im terminalen Ileum entscheidend ist.

Hauptzellen Es sind kleine exokrine Drüsenzellen, die bei Stimulation (s. u.) Pepsinogene (Zymogene, inaktive Enzymvorstufen) produzieren, die aufgenommenes Nahrungsprotein spalten sollen. Die Zellen sind basophil, da sie einen hohen Gehalt an rER und Sekretgranula aufweisen.

Pars pylorica

Die Foveolae sind hier tief und zeigen einen verzweigten, stark gewundenen Aufbau (➤ Abb. 3.2). In den Drüsen findet man **G-Zellen,** endokrine Zellen, die Gastrin produzieren. Stimuliert werden die Zellen durch Acetylcholin des Parasympathikus, Peptide aus den Nahrungsproteinen sowie durch eine Dehnung der Magenwand. Hemmend wirken Somatostatin und HCl.

FOKUS

Die Magenschleimhaut eines gesunden Menschen weist (im Gegensatz zur Darmschleimhaut) mit Ausnahme der Pars pylorica keine signifikanten Mengen von Lymphozyten und anderen Entzündungszellen auf. Ist dies jedoch der Fall kann von einer Gastritis ausgegangen werden (ausgelöst z.B durch den schädlichen Gebrauch von nichtsteroidalen Antiphlogistika oder Bakterien wie Helicobacter pylori).
Beim primären Magenkarzinom handelt es sich in 95 % der Fälle um eine von den Magendrüsen ausgehendes Adenokarzinom, seltener sind primäre Tumoren des bindegewebigen Stromas (GIST, gastrointestinale Stromatumoren) oder MALT-Lymphome (lymphozytäre, maligne Tumoren).

CHECK-UP

- Beschreibe den unterschiedlichen histologischen Aufbau der verschiedenen Magenabschnitte!
- Beschreibe das Entstehen und die Funktion der intrazellulären Canaliculi!
- Was sind die Fibrae obliquae?

3.1.4 Magensaftsekretion

Die Magendrüsen des **Fundus** und **Korpus** sezernieren täglich 2–3 l **Magensaft,** der HCl, HCO_3^-, Pepsinogen, Muzine und Intrinsic factor enthält. Er dient der Denaturierung und dem Abbau von Nahrungsproteinen, der Aktivierung von Pepsinogen sowie der Abtötung von Krankheitserregern. Intrinsic factor bindet an aufgenommenes Vitamin B_{12} und ist für dessen Resorption im Ileum notwendig.

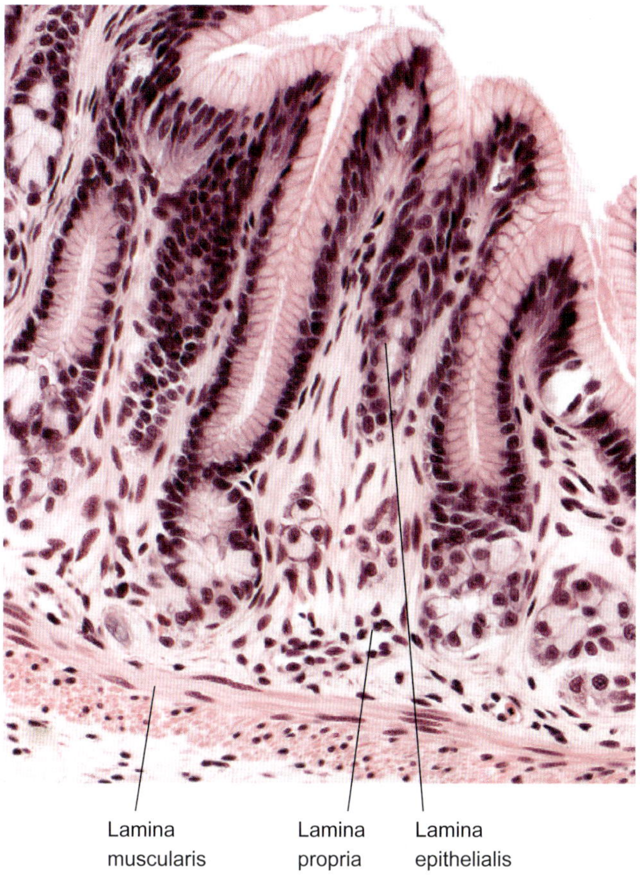

Abb. 3.2 Epithel der Pars pylorica (H. E., 150-fach) (Welsch. Sobotta: Atlas Histologie. 7. A. 2005 © Elsevier GmbH) [R252]

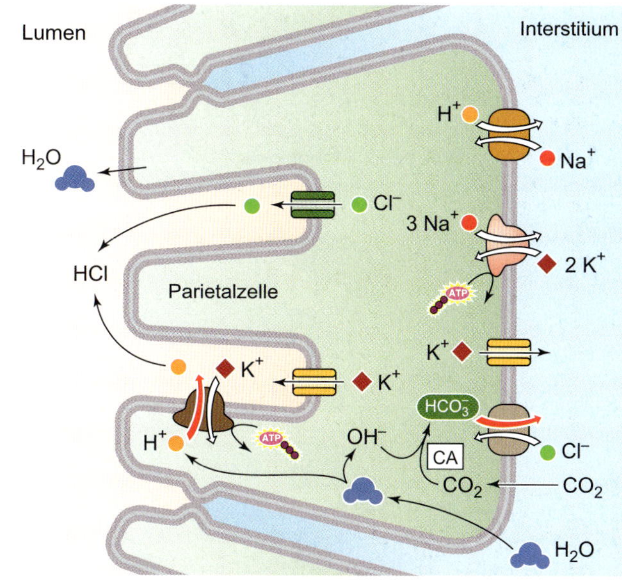

Abb. 3.3 Säuresekretion im Magen durch Belegzellen [E1084]

Belegzellen (Parietalzellen)

Funktion Die Belegzellen dienen der Produktion von Magensäure (HCl) und Intrinsic factor. In der apikalen Membran befinden sich sog. **H^+/K^+-ATPasen (Protonenpumpen),** die primär aktiv H^+-Ionen in das Magenlumen und K^+-Ionen in die Belegzelle transportieren. Über einen apikalen Cl^--Kanal strömen Cl^--Ionen in das Magenlumen und bilden dort mit den H^+-Ionen die Salzsäure (➤ Abb. 3.3). Magensaft ist eine hoch aggressive Säure mit einem durchschnittlichen **pH-Wert von 2** (minimal bis zu 1,0).

Belegzellen können je nach Funktionsgrad ihr Erscheinungsbild verändern: Während sie in Ruhe abgerundet erscheinen, vergrößern sie bei Nahrungsaufnahme und vegetativer Stimulation ihre Membranoberfläche durch die Fusion von Membranvesikeln mit der Plasmalemm. Dabei werden sog. **Canaliculi** ausgebildet. Bei **Nüchternheit** sezernieren die Magendrüsen nur wenig Sekret mit annähernd neutralem pH-Wert.

Regulation In der **kephalen Phase** der Nahrungsaufnahme stimuliert bereits der Anblick, Geruch oder die Vorstellung von Nahrungsmitteln die Magensäureproduktion über den N. vagus (Parasympathikus) über **Ach.** Dieses wirkt über M_3-Rezeptoren auf die Belegzellen (➤ Abb. 3.4). In der **gastralen Phase** der Verdauung stimulieren die **Dehnung der Magenwand** und **Gastrin** die Säurebildung der Belegzellen. Gastrin wird aus den G-Zellen des Magenantrums freigesetzt und gelangt über den Blutweg in die proximale säureproduzierende Region des Magens. Dort stimuliert es Belegzellen über CCK_B-Gastrinrezeptoren. **Histamin** stimuliert die Säureproduktion direkt an Belegzellen und indirekt über eine vermehrte Gastrinfreisetzung aus G-Zellen (beide Mechanismen über H_2-Rezeptoren). Die Säureproduktion der Belegzellen wird **gehemmt** durch einen sinkenden pH-Wert im Magen, einen hohen Fettgehalt sowie die Hormone Sekretin, Somatostatin, VIP, PGE_2, GIP, CCK und Neurotensin.

KLINIK
Zur Behandlung einer erosiven Gastritis, von Magengeschwüren (Ulcera ventriculi) oder eines gastroösophagealen Refluxes werden sog. **Protonenpumpenhemmer** wie z. B. Pantoprazol eingesetzt. Diese hemmen die H^+/K^+-ATPasen der Belegzellen irreversibel durch kovalente Modifikation. Früher setzte man H_2-Rezeptor-Antagonisten wie z. B. Ranitidin ein – sie erwiesen sich jedoch als weniger effektiv in der Hemmung der Säureproduktion bei gleichzeitig ungünstigerem Nebenwirkungsprofil.

Gastrinsekretion aus G-Zellen

G-Zellen befinden sich im **Magenantrum.** Zur Freisetzung von Gastrin ins Blut stimuliert werden sie durch **Dehnungsreize,** den **N. vagus, Histamin** (über H_2 Rezeptoren), **Proteinabbauprodukte** sowie **Koffein** und **Alkohol** im Magenlumen. Gehemmt werden sie durch die Hormone Somatostatin, Sekretin, GIP und Neurotensin und durch eine steigende intragastrale HCl-Konzentration: pH-Wert $\geq 2 \rightarrow$ **negatives Feedback.**

MERKE
Chemische Nahrungsinhaltsstoffe wie **Alkohol** und **Koffein** erhöhen v. a. über eine Steigerung der Gastrinfreisetzung die Säureproduktion im Magen.

Schleimhautschutz

Zum Schleimhautschutz vor Magensäure und anderen toxischen und mechanischen Einflüssen trägt die Produktion eines muzinösen und alkalischen (HCO_3^--haltigen) Sekrets bei, welches die **Nebenzellen** der Magendrüsen und dem Oberflächenepithel bilden. Insbesondere im **Mikromilieu** der Schleimhautoberfläche (Glykokalyx) herrschen im Gegensatz zum Magenlumen ein neu-

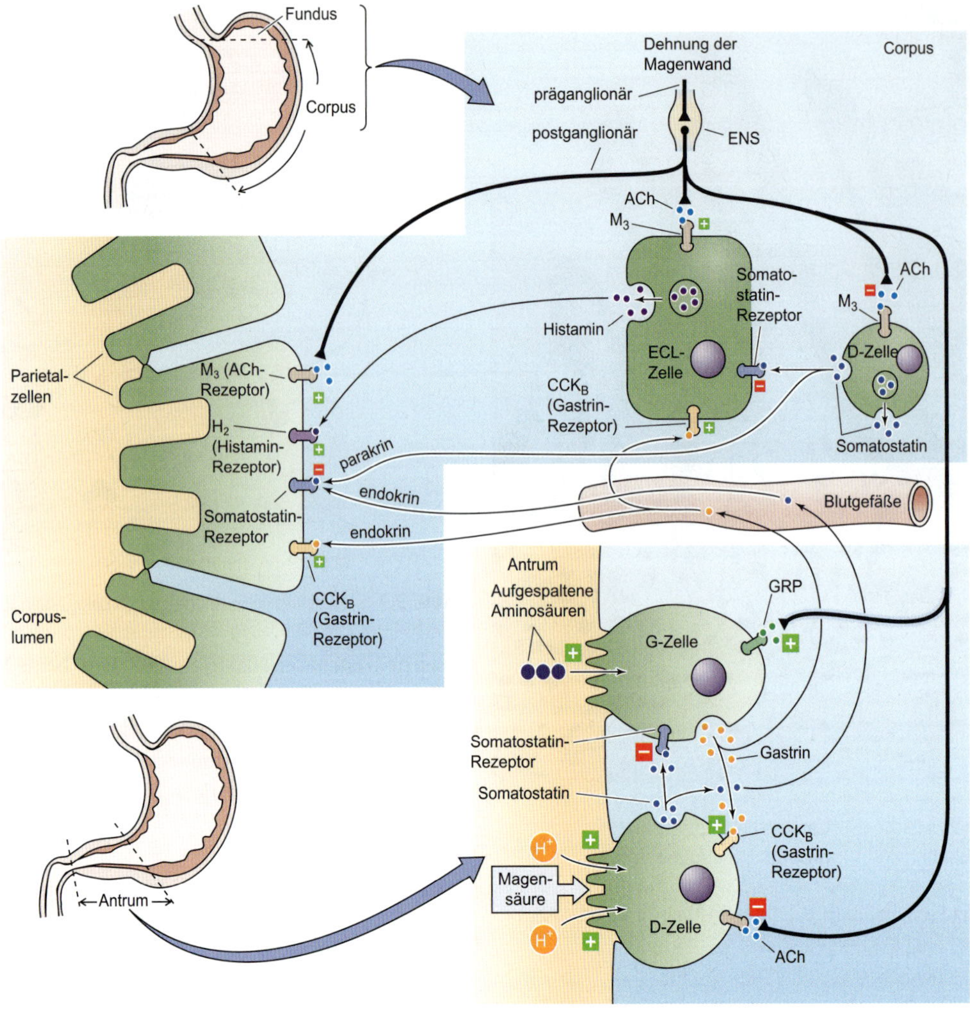

Abb. 3.4 Regulation der Säuresekretion im Magen [E1084]

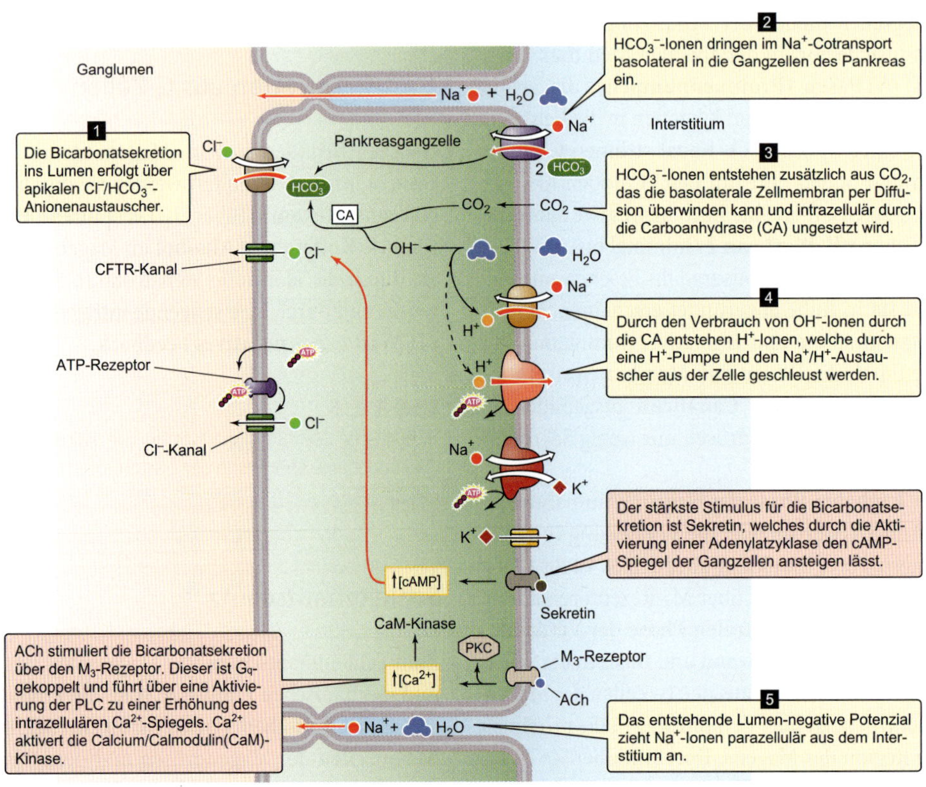

Abb. 3.5 Transportvorgänge in Pankreas-Ausführungsgängen und die Wirkung von Sekretin [E1084]

traler pH-Wert und niedrige Pepsinaktivitäten. **Glucocorticoide** unterdrücken die Schleimproduktion; Sekretin (➤ Abb. 3.5), CCK und PGE_2 fördern sie. Prostaglandin E_2 steigert zudem die Bicarbonatsekretion und die lokale Durchblutung. **COX-Hemmer** wie z. B. ASS begünstigen daher die Entstehung von Magenulzera und -blutungen.

Pepsine

Pepsinogen wird aus **Hauptzellen** der Magendrüsen freigesetzt und durch HCl im Rahmen einer limitierten Proteolyse zu verschiedenen Pepsinen aktiviert. Diese spalten Proteine hinter den Aminosäuren Phenylalanin, Leucin und Glutamat in kleinere Peptidfragmente. Sie besitzen ein an das Magenmilieu angepasstes **pH-Optimum** von **1,8–3,5.** Im Dünndarm werden Pepsine irreversibel inaktiviert. Gastrin und CCK stimulieren die Pepsinogenfreisetzung.

3.1.5 Magenmotorik

In Fundus und oberem Korpus wird die Nahrung zum Verdau gespeichert. Die Muskulatur ist in diesem Bereich **tonisch** aktiv, je nach Füllungsgrad.

Rezeptive Relaxation Nicht cholinerge, nicht adrenerge Neurone (**NANC,** Transmitter: NO) bewirken beim Schlucken eine reflexartige Senkung des Magentonus zur Erhöhung der Speicherkapazität.

Akkommodationsreflex Auch die Magenfüllung per se führt über Dehnungsrezeptoren und Reflexbögen des **enterische Nervensystems (ENS)** zu einer Tonussenkung. Als Sensoren dieses Akkommodationsreflexes dienen Dehnungsrezeptoren in der Magenwand.

Peristaltische Wellen Sorgen ab Korpusmitte für die Durchmischung und den Weitertransport der Nahrung. Sie entstehen im Bereich der **großen Kurvatur des Magenkorpus** und wandern mit einer Frequenz von etwa 3/Min. langsam nach distal. Ist der Pylorus verschlossen, führen die Wellen zu einer effektiven Durchmischung des Mageninhalts.

Steuerung Der Parasympathikus stimuliert die Magenmotilität über ACh und muskarinische Rezeptoren, der Sympathikus inhibiert sie über Noradrenalin und β-Rezeptoren. Auch Hormone regulieren die Magenmotilität: **Gastrin** steigert den Tonus, **CCK** wirkt hemmend („Sättigungshormon").

3.1.6 Magenentleerung

Die **Verweildauer von Nahrung** im Magen ist stark von ihrer Zusammensetzung abhängig und variiert zwischen einer halben Stunde und sechs Stunden. Grobe und feste Nahrung, fetthaltige Nahrung und hyperosmolare Flüssigkeit verzögern die Magenentleerung. Wird derartiger Chymus ins Duodenum weitergegeben, verzögert auch der Dünndarm durch ein negatives Feedback die Magenentleerung. Hieran sind neuronale und hormonelle Mechanismen beteiligt.

KLINIK

- Beschleunigung der Magenentleerung (Dehnung der Magenwand):
  - Parasympathikus (ACh)
  - Gastrin
  - Motilin
- Hemmung der Magenentleerung (Nahrungsübertritt ins Duodenum: Osmolarität ↑, pH ↓, Fett, Dehnung):
  - Sympathikus
  - Sekretin, wird bei sinkendem pH aus S-Zellen im Duodenum und Jejunum freigesetzt
  - CCK
  - Gastric inhibitory peptide (GIP)

3.1.7 Erbrechen

Auslöser Erbrechen ist v. a. ein Schutzmechanismus des Körpers bei Schädigung der Schleimhäute des oberen Gastrointestinaltrakts durch chemische und physikalische Noxen, Toxine, Gifte oder Medikamente. Es kann außerdem ausgelöst werden durch Elektrolyt- und Blutzuckerentgleisungen, Störungen des Gleichgewichtsorgans und Reizung der Chemorezeptortriggerzone im Boden des IV. Hirnventrikels **(Area postrema),** z. B. durch Zytostatika oder Opiate. Allein die Wahrnehmung von Ekel (z. B. durch Geruch oder Ansehen) oder von Schmerzen kann zu Erbrechen führen.

Reflex Erbrechen ist ein komplexer, reflektorischer, zentralnervös gesteuerter Vorgang. Im Gastrointestinaltrakt wird bei Schleimhautläsionen **Serotonin** aus enterochromaffinen Zellen ausgeschüttet und aktiviert afferente vegetative Nervenfasern über $5\text{-}HT_3$-Rezeptoren. Diese aktivieren über einen Reflexbogen das Brechzentrum in der **Formatio reticularis** des Hirnstamms. Über einen efferenten Reflexbogen bewirkt das vegetative und somatische Nervensystem ein kompliziertes Zusammenspiel von Darm-, Magen- und Ösophagusmuskulatur, Zwerchfell, Thorax und Bauchdecken. Koordinierte Kontraktionen dieser Organe bedingen letztlich den retrograden Transport von Magen- und/oder Darminhalt.

Jetzt bist du dran!

Überblick gewinnen

Notiere dir ca. 5 Stichwörter aus diesem Unterkapitel.

3.2 Dünndarm

Christoph Jaschinski und Henrik Holtmann,
Vorauflage: Björn Jacobi

Anatomie, Histologie, Physiologie

3.2.1 Duodenum

Das Duodenum **(Zwölffingerdarm)** beginnt am Pylorus und umrandet C-förmig den Kopf der Bauchspeicheldrüse. Der Name ergibt sich aus der Länge dieses Darmabschnitts. Er ist ca. 25 cm lang, was in etwa 12 Fingerbreiten entspricht. Im Duodenum werden die für die Verdauung essenziellen Sekrete der Bauchspeicheldrüse und Gallenblase ins Darmlumen sezerniert:

- **Pars superior:** hat eine ampulläre Aufweitung **(Bulbus duodeni),** die in Kontakt mit der Gallenblase steht. Hinter der Pars superior duodeni verlaufen Ductus choledochus, V. portae und A. gastroduodenalis. Zudem liegt dieser Dünndarmteil intraperitoneal und ist durch das **Lig. hepatoduodenale** mit der Leberpforte verbunden.
- **Pars descendens:** Ab der Flexura duodeni superior steigt das Duodenum in den Retroperitonealraum ab. Hier hat es topografische Beziehungen zur rechten Niere. In der Pars descendens liegt die **Papilla duodeni major,** die gemeinsame Mündung der sekretausführenden Gangsysteme von Pankreas und Gallenblase. Als anatomisches Korrelat findet sich eine längs verlaufende Schleimhautfalte **(Plica longitudinalis duodeni).** Diese liegt etwa i. H. LWK 2. Teilweise findet sich etwas weiter oral gelegen die **Papilla duodeni minor** als Mündung eines akzessorischen Ausführungsgangs des Prankreas.

KLINIK

Für eine endoskopische retrograde Cholangiopankreatikografie **(ERCP)** muss der Schlauch bis in die Pars descendens duodeni vorgeschoben werden.

- **Pars horizontalis:** Die Flexura duodeni inferior markiert den Übergang zur Pars horizontalis. Über die Vorderfläche verlaufen die A. mesenterica superior und die V. mesenterica superior. Auf der Rückseite findet sich die V. cava inferior.
- **Pars ascendens:** schließt sich an die Pars horizontalis an und bildet den Übergang ins Jejunum. Ab dem Jejunum liegt der Dünndarm wieder intraperitoneal. Morphologischer Grenzpunkt für den Lagetypenwechsel ist die Flexura duodenojejunalis. In diesem Bereich kann es durch Einstülpungen des Jejunums in Bauchfelltaschen (Recessus duodenalis superior und inferior) zu **inneren Hernien** kommen. Über das **Lig. suspensorium duodeni** (Treitz-Band) ist die Pars ascendens mit der Aorta verbunden. Um dieses Band können sich Dünndarmschlingen wickeln, was erst zur Einklemmung **(Treitz-Hernien)** und schließlich zum Darmverschluss (Ileus) führen kann.

KLINIK

Ulcus duodeni Durch Stress, Rauchen oder auch Medikamente kann es zu einem Zwölffingerdarmgeschwür kommen. Die häufigste Ursache, in 99 % der Fälle, ist jedoch die Infektion mit dem Bakterium *Helicobacter pylori.* Typisch für diese Erkrankung ist der **Nüchternschmerz** mit Besserung nach Nahrungsaufnahme.

3.2.2 Jejunum und Ileum

Die Flexura duodenojejunalis markiert den Beginn des Jejunums **(Leerdarm).** Hier kehrt der Dünndarm in eine intraperitoneale Lage zurück. Das Jejunum hat daher auch ein eigenes Meso, das es sich mit dem Ileum (**Krumm**- oder **Hüftdarm**) teilt. Über die Radix mesenterii sind Mesojejunum und Mesoileum an der hinteren Bauchwand befestigt. Zusammen sind Jejunum und Ileum ca. 4 m lang, wobei das Ileum etwa 60 % der gesamten Dünndarmlänge ausmacht. Der Übergang zwischen den beiden Bereichen ist makroskopisch nicht zu erkennen. Als Orientierungshilfe dienen die Plicae circulares **(Kerckring-Falten)** und die Schleimhautdurchblutung. Beide nehmen in Richtung Ileozäkalklappe (Valva ileocaecalis, **Bauhin-Klappe**) ab.

3.2.3 Feinstruktur

Enterozyten

Im einschichtig hoch prismatischen Epithel des Dünndarms finden sich **Enterozyten,** die einen Bürstensaum an der apikalen Oberfläche bilden und in ihrer apikalen Membran alkalische Phosphatasen, ATPasen, Disaccharidasen und Peptidasen tragen. Ihre Mikrovilli sind von einer PAS-positiven Glykokalix überzogen.

Becherzellen

Zwischen den Enterozyten finden sich eingestreut mikrovillifreie Becherzellen, die Schleim produzieren, der für eine Schleimschicht auf der Glykokalix der Enterozyten-Mikrovilli bildet, um die innere Dünndarmoberfläche zu schützen.

Innere Oberfläche des Darms

Im gesamten Dünndarm zeigen sich Ausstülpungen des Oberflächenepithels und der Lamina propria, die sog. **Darmzotten (Villi intestinales).** Diese sind 1 mm lang und 0,15 mm dick. Die Lamina propria der Zotten enthält glatte Muskelzellen, die der Zottenkontraktion dienen und damit als **Zottenpumpen** fungieren, sowie kleine Blut- und Lymphgefäße. Die Blutgefäße bilden ein Netz aus Kapillaren mit fenestriertem Endothel, und dienen dem Abtransport der resorbierten Aminosäuren und Kohlenhydrate, während die Aufgabe der Lymphgefäße im Abtransport der resorbierten Fette besteht. Im Zottenstroma liegen zudem viele freie Zellen wie etwa Mast- und Plasmazellen, die der Abwehr dienen.

Zwischen den Zotten finden sich tubulöse Einstülpungen der Lamina propria, die bis zur Muscularis mucosae reichen und als **Krypten** (Gll. intestinales, **Lieberkühn-Krypten**) bezeichnet werden. Bei ihnen handelt es sich um 100–250 µm tiefe schlauchförmige Gebilde.

Zelltypen in den Krypten

Paneth-Körnerzellen Gruppen von ihnen finden sich an der Basis der Krypten. Diese Zellen enthalten im H. E.-gefärbten Präparat apikale eosinophile sekretorische Granula. Letztere enthalten **Lysozym,** das bakterizid wirkt, indem es das Murein der Bakterienzellwand zerstört sowie **Defensine.**

Stammzellen Befinden sich auch an der Basis der Krypten. Die aus den Stammzellen neu entstandenen Zellen wandern in Richtung der Zotten und differenzieren sich immer mehr zu Becherzellen und Enterozyten. In der Zottenspitze werden diese innerhalb weniger Tage abgeschilfert und von unten durch neue ersetzt.

Enteroendokrine Zellen Sie bilden Cholezystokinin, Gastrin, Motilin, Sekretin, Serotonin. Zellen, die vor allem Serotonin produzieren, werden als enterochromaffine Zellen (EC-Zellen) bezeichnet und sorgen für die Darmmotilität.

MERKE

Durch **Plicae circulares** (Ringfalten, **Kerckring-Falten**), Darmzotten und Mikrovilli ist die Dünndarmoberfläche auf 100–200 m^2 vergrößert, sodass der Dünndarm noch vor der Haut das Organ mit der größten Oberfläche ist.

Plicae circulares sind Aufwerfungen der Mukosa und Submukosa und verstreichen im Gegensatz zu den Plicae gastricae im Magen auch bei maximaler Füllung **nicht.**

Histologische Besonderheiten: Duodenum

Im Zwölffingerdarm sind Zotten und Falten am dichtesten und höchsten bzw. tiefsten. In Richtung Jejunum nehmen Zottendichte und -höhe ab, die Becherzellen zahlenmäßig zu, und die Krypten werden tiefer. In der Submukosa findet man verzweigte, tubulöse, in Gruppen liegende **Brunner-Drüsen (Gll. duodenales)** die die Lamina muscularis mucosae durchbrechen und in die Krypten münden. Stimuliert werden sie durch Sekretin. Sie bilden ein alkalisches, bicarbonat- und schleimhaltiges Sekret, welches den sauren Mageninhalt neutralisiert und so das Oberflächenepithel schützt (➤ Abb. 3.6). Im Bulbus duodeni fehlen Plicae circulares. Im Duodenum und im geringen Teil auch im Jejunum ansässige enteroendokrine **I-Zellen** produzieren **Cholezystokinin** (CCK), das die Ausschüttung der Galle aus der Gallenblase und die Pankreasenzymsekretion anregt.

Histologische Besonderheiten: Jejunum

Es schließt an das Duodenum an und geht in das Ileum über. Es hat typische fingerförmige Zotten und deutliche Plicae circulares. Dem Jejunum fehlen sowohl die Brunner-Drüsen, die ein Merkmal des Duodenums sind, als auch die Peyer-Plaques, die ein Merkmal des Ileums sind.

Histologische Besonderheiten: Ileum

Das Ileum enthält 1–4 cm lange und 1 cm breite **Peyer-Plaques** (Noduli lymphoidei aggregati). Bei jeder Plaque handelt es sich um eine Ansammlung von ca. 300 Lymphfollikeln, die gegenüber dem Mesenteriumansatz in der Mukosa und Submukosa liegen. Oberhalb der Lymphfollikel befinden sich im Epithel, hier **Domepithel** genannt, die **M-Zellen.** Die Muscularis mucosae des Ileums ist schwach ausgeprägt, Plicae circulares sind niedrig oder fehlen ganz. Zotten sind in geringer Zahl vorhanden und kürzer. Im Ileum werden konjugierte Gallensäuren sowie Vitamin B_{12} über einen **Intrinsic-Faktor-Rezeptor,** der aus den Proteinen **Cubulin** und **Megalin** besteht, resorbiert.

CHECK-UP

- Was produzieren die Paneth-Körnerzellen und worauf hat dies Einfluss?
- Beschreibe die histologischen Merkmale der unterschiedlichen Dünndarmabschnitte!

3.2.4 Motorik des Dünndarms

Die Motorik des Dünndarms wird durch das ENS gesteuert. Das vegetative Nervensystem moduliert lediglich die Aktivität des ENS, wobei der Parasympathikus über muskarinische ACh-Rezeptoren der glatten Muskulatur den Tonus des Dünndarms steigert und der Sympathikus über α_2- und β_2-Rezeptoren den Tonus senkt.

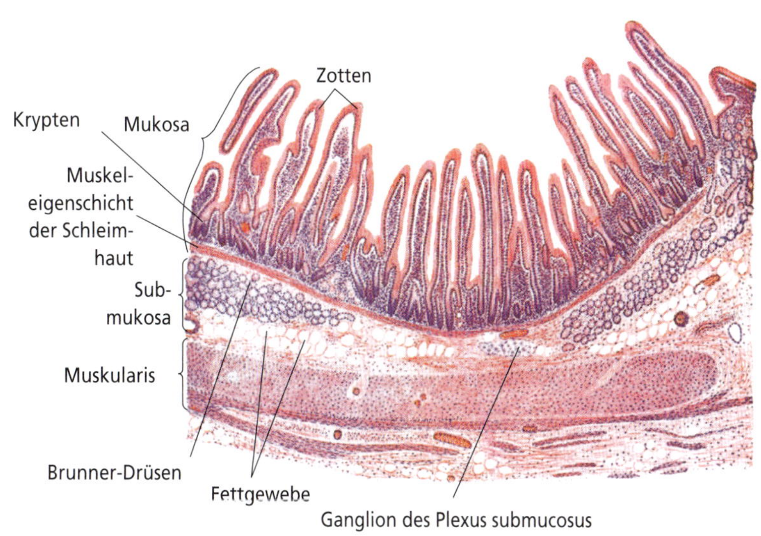

Abb. 3.6 Duodenumschleimhaut im Überblick (H. E., geringe Vergrößerung) [M375]

Segmentations- und Pendelrhythmik (nichtpropulsive Peristaltik) Spielt eine wichtige Rolle zum Aufschluss der Nahrung **(digestive Phase),** nachdem die Nahrung in den Dünndarm gelangt ist. Sie weist im Duodenum eine Frequenz von 12–16/Min. auf. Nach distal nimmt die Frequenz der Segmentationsrhythmik ab: im Ileum etwa 8–10/Min.

Minuten-Rhythmik Langsamere Rhythmen spontaner Muskelaktivität, welche die vorherrschenden Segmentationsbewegungen des Dünndarms modulieren.

Peristaltische Wellen Schreiten im Gegensatz zu Segmentationsbewegungen über eine weitere Darmstrecke fort. Sie werden nach Aufschluss der Nahrung stärker und dienen dem Weitertransport des Chymus in den Dickdarm. Die Peristaltik wird vom **ENS,** v a. Auerbach-Plexus, generiert, wobei die lokale Dehnung der Darmwand als Auslöser eines lokalen Reflexbogens fungiert:

- Erschlaffung der aboralwärts gelegenen Ringmuskulatur, Transmitter: ACh
- Kontraktion der Längsmuskulatur, Transmitter: ACh
- Kontraktion der oralwärts gelegenen Ringmuskulatur, Transmitter: VIP

Die Transitzeit der Nahrung im Dünndarm schwankt zwischen 2 und 10 Stunden, wobei Kohlenhydrate am schnellsten, Proteine mittelschnell und Fette am langsamsten transportiert werden. Die Bauhin-Klappe am ileozäkalen Übergang schützt den Dünndarm vor einem retrograden Übertritt von Bakterien.

Myoelektrischer Motorkomplex (Aktivitätskomplex) Interdigestive, starke peristaltische Wellen, die sich alle 90–120 Min. vom Magenantrum bis zum Ileum ausbreiten und den Darm von alten Speiseresten, abgeschilferten Epithelien und Bakterien reinigen. Der Komplex wird durch das ENS gesteuert und durch einen Anstieg der Motilinkonzentration verstärkt.

Jetzt bist du dran!

Überblick gewinnen

Notiere dir ca. 5 Stichwörter aus diesem Unterkapitel.

3.3 Dickdarm

Christoph Jaschinski und Henrik Holtmann, Vorauflage: Björn Jacobi

Anatomie, Histologie, Physiologie

3.3.1 Zäkum und Appendix vermiformis

Das Zäkum **(Blinddarm)** liegt unterhalb der Valva ileocaecalis in der Fossa iliaca dextra rechts des M. psoas major. Die **Valva ileocaecalis** dient als Ventil zwischen Dünndarm und Dickdarm. Ihre Lippen sind durch Muskelfaserzüge verstärkt. Dadurch wird eine regelmäßige Weiterleitung des Darminhalts gewährleistet und zugleich ein Übertritt von Keimen des Dickdarms in das vorwiegend keimfreie Ileum verhindert.

Befindet sich das Zäkum komplett intraperitoneal, wird es als **Caecum mobile** bezeichnet, liegt es sekundär retroperitoneal, als **Caecum fixum.** Während am Zäkum die Längsmuskelschicht wie beim Kolon auf 3 Streifen (Taenien) reduziert ist, hat der Wurmfortsatz **(Appendix vermiformis)** eine komplette Längsmuskelschicht. Dadurch lässt sich die Appendix bei operativen Eingriffen leicht auffinden. Man muss nur den 3 Taenien bis zu ihrer Vereinigung folgen.

Die Appendix findet sich typischerweise im rechten Unterbauch, liegt intraperitoneal und weist dementsprechend ein eigenes Meso, die **Mesoappendix,** auf. In der Mesoappendix verlaufen die A. und V. appendicularis. Im Durchschnitt ist die Appendix ca. 8 cm lang, jedoch kann sie in Einzelfällen auch deutlich länger sein. Sie enthält reichlich lymphatisches Gewebe und wird daher auch als **Darmtonsille** bezeichnet.

MERKE

Die Lage der Appendix in der Bauchhöhle ist häufig individuell verschieden. Bei rund 64 % der Menschen liegt die Appendix aufsteigend hinter dem Zäkum (retrozäkale Lage); in etwa 31 % der Fälle reicht sie absteigend bis ins kleine Becken hinein.

KLINIK

Appendizitis Entzündung des Wurmfortsatzes. Sie wird umgangssprachlich fälschlicherweise auch „Blinddarmentzündung" genannt. Die größte Gefahr ist eine Perforation des entzündeten Wurmfortsatzes, bei der Bakterien und Darminhalt in die freie Bauchhöhle gelangen. Als diagnostische Hilfsmittel werden in der klinischen Praxis 2 Punkte verwendet, an denen im Fall einer Appendizitis ein Druckschmerz verspürt wird:

- **McBurney-Punkt:** liegt auf halber Strecke der Verbindungslinie zwischen rechter Spina iliaca anterior superior und Bauchnabel. Markiert den posteromedialen Abgang der Appendix vom Zäkum
- **Lanz-Punkt:** rechtes Drittel der gedachten Verbindungslinie zwischen der linken und rechten Spina iliaca anterior superior. Entspricht der Spitze des herabhängenden Wurmfortsatzes.

Eine laparoskopische Entfernung der Appendix ist die bevorzugte Therapie **(Appendektomie).** Die Appendizitis ist der häufigste Grund für einen abdominellen chirurgischen Eingriff in Europa.

3.3.2 Kolon

Das Kolon **(Grimmdarm)** ist ungefähr 1,5 m lang. Es umrahmt das Dünndarmkonvulut und besteht aus:

- **Colon ascendens:** reicht von der Valva ileocaecalis bis unter den rechten Leberlappen. Hier hinterlässt die rechte Kolonflexur (Flexura coli dextra) einen Abdruck (Impressio colica). Es liegt dem M. quadratus lumborum auf. Seine Rückseite ist mit der dorsalen Bauchwand verwachsen. Seine Vorderseite ist mit Peritoneum überzogen (sekundär retroperitoneale Lage).
- **Colon transversum:** zieht von der Flexura coli dextra bis zur Flexura coli sinistra. Längster Abschnitt des Dickdarms. Es ist über das Mesocolon transversum an der dorsalen Bauchwand verankert (intraperitoneale Lage). In das Mesocolon transversum strahlen das Lig. hepatocolicum, Lig. gastrocolicum und Lig. phrenicocolicum ein.
- **Colon descendens:** reicht von der Flexura coli sinistra bis zur Fossa iliaca sinistra. Analog zum Colon ascendens liegt es sekundär retroperitoneale. Das Colon descendens zieht am lateralen Rand der linken Niere über den M. quadratus lumborum nach kaudal.
- **Colon sigmoideum:** hat die Form einer S-Kurve und verläuft von der Fossa iliaca sinistra bis i. H. SWK 3. Durch den S-förmigen Verlauf entsteht eine Bauchfelltasche, der Recessus intersigmoideus. Das Colon sigmoideum liegt intraperitoneal. Distal gehen die 3 Tänien des Kolons in die vollständige Längsmuskelschicht des Rektums über.

MERKE
Zwischen rechter lateraler Bauchwand und Colon ascendens sowie zwischen linker lateraler Bauchwand und Colon descendens finden sich die **parakolischen Rinnen.** Sie sind der wichtigste Drainageweg zwischen subphrenischem Raum und Becken.

KLINIK
Sigmadivertikulitis entzündete Schleimhautausstülpungen des Colon sigmoideum. Wegen des charakteristischen Schmerzes im linken Unterbauch bezeichnet man sie auch als Linksappendizitis.

Das Kolon zeichnet sich durch 4 charakteristische makroskopische Merkmale aus:

- **Taenien:** 3 äußere Längsmuskelstreifen – Taenia mesocolica, Taenia omentalis, Taenia libera
- **Plicae semilunares:** innen sichtbare Falten, die nur bei Muskelkontraktion halbmondförmig in das Lumen vorragen – im Gegensatz zu den dauerhaften Plicae circulares des Dünndarms
- **Haustren:** außen sichtbare Ausbuchtungen der Dickdarmwand zwischen 2 Plicae semilunares
- **Appendices epiploicae:** mit Fettgewebe gefüllte Anhängsel der Subserosa

KLINIK
Morbus Hirschsprung Fehlen des intramuralen Nervensystems (Plexus submucosus und Plexus myentericus) in Teilen des Kolons oder Rektums. Dadurch fehlt die Peristaltik und es kommt zur krankhaften Aufweitung des Darmlumens **(Megakolon).**

3.3.3 Rektum

Das Rektum **(Mastdarm)** beginnt i. H. SWK 3 und endet am Anus. Es gliedert sich in **Ampulla recti** und Analkanal **(Canalis analis).** Seine Aufgabe ist die Zwischenlagerung unverdaulicher Nahrungsreste. Das Rektum ist entgegen seinem Namen nicht gerade, sondern zeigt Krümmungen in der Sagittal- und Frontalebene: Bei Eintritt in das kleine Becken bildet es die **Flexura sacralis,** beim Durchtritt durch den Beckenboden die **Flexura perinealis.**

Das Rektum liegt zunächst retroperitoneal, später extraperitoneal. Auf der Innenseite finden sich 3 konstante Querfalten (Plicae transversae recti). Die sog. **Kohlrauschfalte** ist die mittlere der Plicae transversae recti. Sie ist zudem die Größte, wölbt sich von rechts in das Rektum vor und liegt ca. 5–8 cm vom Anus entfernt. Ihr liegt beim Mann nach ventral die **Prostata** an. Bei der Frau befindet sich auf dieser Höhe der **Douglas-Raum (Excavatio rectouterina),** der tiefste Punkt im Bauchraum.

Der Canalis analis wird unterteilt in:

Zona columnaris Besteht abwechselnden aus Säulen **(Columnae anales)** und Buchten **(Sinus anales).** Die Säulen wirken durch die darunterliegenden Gefäßknäuel (Corpus cavernosum recti) wie Schwellkörper. Ihre Füllung leistet einen wesentlichen Beitrag zur Stuhlkontinenz. In den Sinus anales finden sich schleimproduzierende Drüsen (Proktodealdrüsen), welche die Defäkation erleichtern. Den Übergang zur Zona intermedia bilden quer verlaufende Schleimhautfalten (Valvulae anales), die in ihrer Gesamtheit die **Linea pectinata** formen.

Zona intermedia (Zona alba) In diesem Bereich liegt ein klinisch relevantes Venengeflecht. Hier wechselt das hoch prismatische Epithel in ein nicht verhorntes mehrschichtiges Epithel. Es finden sich keine Drüsen. Diese Zone ist durch die sensible Innervation über die Nn. rectales inferiores sehr schmerzempfindlich. Die kaudale Grenze bildet die **Linea alba.**

Zona cutanea Letzte Zone des Verdauungstrakts, in der sich das Epithel zum verhornten mehrschichtigen Plattenepithel wandelt. Sie ist mit apokrinen Schweiß- und Talgdrüsen durchsetzt und stärker pigmentiert als die vorangegangenen Zonen.

KLINIK
Hämorrhoiden Aufweitung des Corpus cavernosum recti in der Zona columnaris. Das Corpus cavernosum recti wird normalerweise durch den M. canalis ani an der Schleimhaut gehalten. Wenn dieser Muskel reißt, kann es zum Prolaps der Hämorrhoiden kommen.
Perianale Thrombosen entstehen im Venengeflecht der Zona alba. Irrtümlicherweise wurden sie früher als äußere Hämorrhoiden bezeichnet.

3.3.4 Feinstruktur

Im Dickdarm finden sich **keine** Zotten, jedoch viele dicht stehende tiefe Krypten, die bis in die Muscularis mucosae reichen. Das Oberflächenepithel besteht aus einschichtig hoch prismatischen Zellen, sog. **Kolonozyten** (Saumzellen). Das Kryptenepithel setzt sich ebenfalls aus Kolonozyten zusammen, in die viele Becherzellen eingestreut sind. Im Oberflächenepithel sind die Becherzellen dagegen seltener vertreten. Der durch die Becherzellen produzierte Schleim bildet auf der Oberfläche des Dickdarms einen Schleimteppich und macht sie dadurch gleitfähig. Die schleimhautbildenden Zellen regenieren sich in der Tiefe der Krypten aus Stammzellen. Die Zellen wandern unter zunehmender Differenzierung in die Kryptenspitzen, wo sie absterben.

Das einschichtig hoch prismatische Epithel des Dickdarms zeigt an seiner Oberfläche viele kurze Mikrovilli, die Natrium, Chlorid und Wasser resorbieren. In der Lamina propria sind neben Abwehrzellen auch Lymphfollikel, aber keine Lymphgefäße zu finden. Die Subserosa ist mit vielen Fettzellen angereichert, wodurch Fettgewebsanhängsel **(Appendices epiploicae)** entstehen.

Die Plicae circulares des Dünndarms finden sich **nicht** im Dickdarm. Die Falten des Dickdarms, die **Plicae semilunares,** verlaufen halbkreisförmig. Sie entstehen bei Kontraktion der Ringmuskulatur. Ausbuchtungen zwischen den Plicae semilunares werden **Haustren** genannt. Die Längsmuskulatur des Kolons ist – mit Ausnahme von Appendix vermiformis und Canalis analis – auf drei Bänder reduziert: die **Taeniae libera, mesocolica** und **omentalis.**

MERKE

Die Menge an Mikroorganismen, die den menschlichen Magendarmtrakt besiedelt, nimmt vom Magen über den Dünndarm (10^3–10^7/g Kot) zum Dickdarm hin zu, wo letztlich die höchste Dichte an physiologsicher mikrobieller Darmflora im menschlichen Körper aufzufinden ist (10^{10}–10^{12}/g Kot).

FOKUS

Der Ursprung **kolorektaler Karzinome** liegt in der Lamina epithelialis mucosae. Das Karzinom wird als invasiv bezeichnet, wenn es die Lamina muscularis mucosae durchbricht.

Appendix vermiformis

Beim Wurmfortsatz sind Ring- und Längsmuskelschicht geschlossen. Mukosa und Submukosa enthalten viele Lymphfollikel, entsprechend der Aufgabe der Appendix als lymphatisches Organ. Im Bereich der Lymphfollikel sind kaum Krypten und keine Muscularis mucosae vorhanden. Im Oberflächenepithel finden sich Becherzellen und M-Zellen. Das Appendixlumen enthält häufig Darminhalt und Abwehrzellen.

Canalis analis

Im Analkanal, dem **Kontinenzorgan,** geht das einschichtig hoch prismatische Epithel des Dickdarms in das mehrschichtig verhornte Plattenepithel der Haut über.

CHECK-UP

- Was entspricht im Dickdarm der Längsmuskelschicht und wie nennt man es?
- Was versteht man unter den Appendices epiploicae?

3.3.5 Motorik des Dickdarms

Die durchschnittliche Passagedauer des Nahrungsbreis im Kolon beträgt 2–3 Tage, was durch die im Vergleich zu Magen und Dünndarm geringere Motilität bedingt ist. Eine faserreiche Ernährung beschleunigt die Dickdarmpassage. Nur phasenweise treten kräftige propulsive Muskelkontraktionen zur Fortbewegung des zunehmend eingedickten Darminhalts auf:

- **Massenbewegungen** sind kräftige Muskelkontraktionen, die den Darminhalt aboral verschieben und etwa zwei- bis dreimal täglich auftreten. Sie werden auch als Holzknecht-Bewegungen bezeichnet.
- **Gastrokolischer Reflex:** Hierunter versteht man die typische Förderung der Kolonmotilität kurze Zeit nach Nahrungszufuhr.
- **Segmentationsbewegungen** sind im Kolon schwach ausgeprägt.
- **Defäkationsreflex:** Eine Dehnung des Rektums bewirkt eine Erschlaffung der Analsphinkteren sowie Anspannung der Bauchdecken und ermöglicht damit die Defäkation.

Die Motorik des Dickdarms steht im Gegensatz zum Dünndarm v. a. unter der Kontrolle des vegetativen Nervensystems.

KLINIK

Obstipation („Verstopfung") Eine verlängerte Verweildauer von Stuhl im Kolon findet sich z. B. bei ballaststoffarmer Ernährung. Diese ist ein gesicherter Risikofaktor für die Entstehung eines Kolonkarzinoms. Im Alter kommt es bei Dehydratation zu einer Eindickung des Stuhlgangs mit Stuhlverhalt **(Koprostase).** Im Extremfall kann hieraus ein Darmverschluss (Ileus) resultieren, der zu lebensbedrohlichen Komplikationen führen kann.

CHECK-UP

- Erkläre den Schluckvorgang!
- Wie kann Erbrechen ausgelöst werden?
- Wie wird der untere Ösophagussphinkter verschlossen?
- Erkläre den Unterschied zwischen dem gastralen Akkommodationsreflex und der rezeptiven Relaxation!
- Welche Formen rhythmischer motorischer Aktivität kommen im Gastrointestinaltrakt vor? Beschreibe den zeitlichen Ablauf und die typische Lokalisation!

3.3.6 Defäkation

Eine kontrollierte Darmentleerung wird durch das koordinierte Zusammenspiel von Muskel- und Gefäßsystem gewährleistet:

- Zunächst führt eine Druckerhöhung in der Ampulla recti zur Erregung parasympathischer Fasern des Sakralmarks.
- Diese vermitteln danach die Erschlaffung des **M. sphincter ani internus,** der normalerweise durch seine sympathische Co-Innervation dauerkontrahiert ist.
- Gleichzeitig erschlaffen die durch den N. pudendus willkürlich innervierten **M. puborectalis** und **M. sphincter ani externus.**
- Das **Corpus cavernosum recti** entleert sich.
- Durch den Parasympathikus ausgelöste peristaltische Kontraktionen der Rektummuskulatur bewirken die Austreibung des Kots.
- Unterstützt wird die Defäkation durch die Bauchpresse.
- Die Defäkation unterliegt einer Kontrolle durch das Großhirn.

CHECK-UP

- Welche Organe liegen intraperitoneal?
- Beschreibe die anatomischen und topografischen Besonderheiten der Dünndarmabschnitte!
- Was ist ventral der Kohlrauschfalte bei Frauen bzw. bei Männern tastbar?

Jetzt bist du dran!

Überblick gewinnen

Notiere dir ca. 5 Stichwörter aus diesem Unterkapitel.

Jetzt bist du dran!

Zeichenaufgabe

Zeichne den Aufbau des Magen-Darm-Kanals.
Welche strukturellen Besonderheiten finden sich in den jeweiligen Organen?
Zeichne auch spezifisch für jedes Organ die Feinstruktur und markiere dir die histologischen Besonderheiten.

Anregungen zur weiteren Wiederholung

Welche Zellen produzieren Magensäfte? Wie wird die Sekretion reguliert?
Wie wird die Magen- und Darmmotorik gesteuert? Erstelle eine Tabelle der Mechanismen der Magenentleerung.

Überblick gewinnen

Nutze deine gesammelten Stichwörter für eine Mindmap oder eine gegliederte Stichwortliste.

Anatomie, Histologie, Physiologie

4 Leber, Gallenblase und Pankreas

4.1 Leber

Christoph Jaschinski und Henrik Holtmann,
Vorauflage: Björn Jacobi

Anatomie, Histologie, Physiologie

Die Leber **(Hepar)** ist die größte Drüse des menschlichen Körpers. Sie hat ein Gewicht von ca. 1,5 kg.

Jegliche Nährstoffe, die aus dem Darm aufgenommen werden, gelangen über die Portalvene zur Leber. Aufgrund ihrer zahlreichen **Stoffwechsel- und Speicherfunktionen** wird sie auch als Mutter des Organismus bezeichnet. So finden in der Leber u. a. die Synthese und Speicherung von Glucose, die Bildung von Galle, Gallensäuren, Cholesterin sowie Blut- und Gerinnungsproteinen statt. Von herausragender Bedeutung ist die Leber auch bei Abbau und Entgiftung körpereigener und körperfremder Substanzen.

4.1.1 Makroskopischer Aufbau

Der größte Teil der Leber liegt intraperitoneal und ist dementsprechend mit Peritoneum viscerale überzogen. Lediglich an der Area nuda, der Leberpforte, der Fossa vesicae biliaris und dem Sulcus venae cavae ist die Leber nicht mit Peritoneum bedeckt. Wird die Leber dem Körper entnommen, schimmert sie rotbraun und ist von weicher bis brüchiger Konsistenz. Sie gliedert sich in 4 Lappen:

- **Lobus hepatis dex:** liegt unterhalb des rechten Rippenbogens. Beim Gesunden ist er in Atemruhelage nicht tastbar.
- **Lobus hepatis sinister:** deutlich kleiner als der Lobus hepatis dexter. Projiziert auf die Regio epigastrica.
- **Lobus caudatus:** einer der beiden kleinen Leberlappen. Liegt kranial der Leberpforte und bildet einen Teil der Leberrückseite.
- **Lobus quadratus:** liegt kaudal der Leberpforte und wird medial vom Lig. teres hepatis und lateral von der Gallenblase umrandet.

MERKE

Lage und Ausdehnung der Leber lassen sich durch Tasten **(Palpation)**, Beklopfen **(Perkussion)** und Bestreichen der Bauchdecke **(Kratzauskultation)** ermitteln. Die gesunde Leber hat in der rechten MCL eine maximale kraniokaudale Ausdehnung von 13 cm. Bei regelmäßigem Alkoholabusus oder Überernährung kann eine Fettleber **(Steatosis hepatis)** entstehen. Diese tritt unter dem rechten Rippenbogen hervor und ist dann dort auch in Atemruhelage tastbar.

Die Vorderfläche der Leber bezeichnet man als **Facies diaphragmatica.** Sie ist glatt und konvex nach vorn gewölbt. Auf der Rückseite der Leber **(Facies visceralis)** finden sich am fixierten Organ eine Reihe charakteristische Abdrücke **(Impressiones),** die durch die topografische Nähe zu anderen Organen entstehen (➤ Abb. 4.1). Der Unterrand der Leber (Margo inferior) ist scharfkantig.

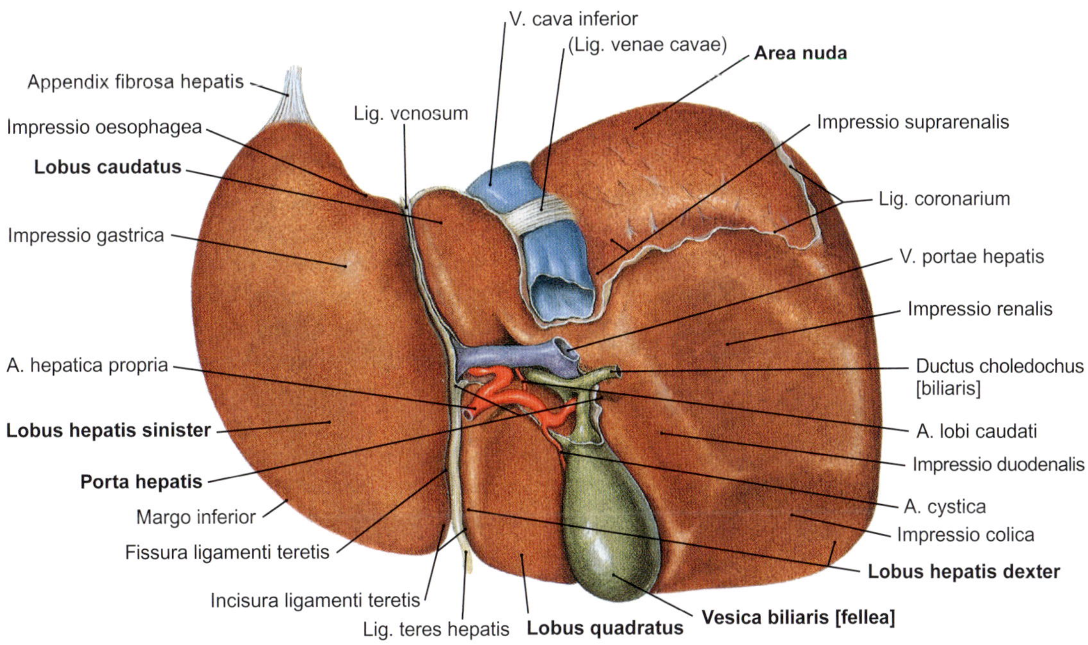

Abb. 4.1 Leber und Leberpforte, Ansicht von dorsokaudal (Sobotta-Archiv aus Paulsen/Waschke. Sobotta Atlas der Anatomie. 25. A. 2022 © Elsevier GmbH) [S700]

Die Leber weist einige **Bandstrukturen** auf:

- **Lig. falciforme hepatis:** geht aus dem ehemaligen Mesogastrium ventrale hervor, zieht zur Vorderseite der Leber und unterteilt diese in Lobus dexter und Lobus sinister
- **Lig. teres hepatis:** enthält die obliterierte linke V. umbilicalis. Zieht durch die Incisura lig. teretis weiter in einer sagittal verlaufenden Furche (Fissura lig. teretis) auf die Rückseite der Leber bis zur Leberpforte.
- **Lig. hepatoduodenale:** verbindet die Leberpforte mit der Pars superior duodeni. Enthält die Gefäße der Leberpforte: von medial nach lateral sind das A. hepatica propria, V. portae und Ductus choledochus. Man bezeichnet sie auch als **portale Trias.**
- **Lig. venosum:** dünner Rest des obliterierten Ductus venosus (Arantii). Überspannt die Fissura lig. venosi und bildet auf der Leberrückseite die makroskopisch sichtbare Grenze zwischen Lobus dexter und Lobus sinister.
- **Lig. coronarium hepatis:** bezeichnet die Gesamtheit der Umschlagfalte von Peritoneum viscerale in das Peritoneum parietale an der **Area nuda.** Besteht aus dem **Lig. triangulare dextrum** und **Lig. triangulare sinistrum.** Letzteres läuft in einen bindegewebigen Fortsatz, Appendix fibrosa, aus, der die Leber zusätzlich am Zwerchfell fixiert.

Segmentierung Die Leber wird nach Claude Couinaud in 8 funktionelle Segmente (➤ Abb. 4.2) gegliedert. Die Nummerierung der Segmente beginnt am Lobus caudatus und schreitet von dort aus bei ventraler Betrachtung im Uhrzeigersinn fort. Die Gliederung beruht auf dem Verzweigungsmuster der intrahepatischen Blut- und Gallengefäße und ist für Leberteilresektionen von entscheidender Bedeutung. Die abführenden Lebervenen verlaufen unabhängig von den Aufzweigungen der portalen Trias.

MERKE
Es ist wichtig, zwischen den Begriffen Leberlappen und Leberhälften zu unterscheiden. Die Grenze zwischen den makroskopisch unterscheidbaren **Leberlappen** bildet das Lig. teres hepatis auf der Lebervorderseite und das Lig. venosum auf der Leberrückseite.
Die Grenze zwischen den beiden **Leberhälften** bildet der zentrale Ast der portalen Trias. Er teilt sich in 2 große Äste auf, wobei der eine die rechte Leberhälfte (Pars hepatis dextra) und der andere die linke Leberhälfte (Pars hepatis sinistra) versorgt. Die Aufzweigung liegt in etwa auf der gedachten Linie zwischen V. cava inferior und Gallenblase (Kava-Gallenblasen-Linie).

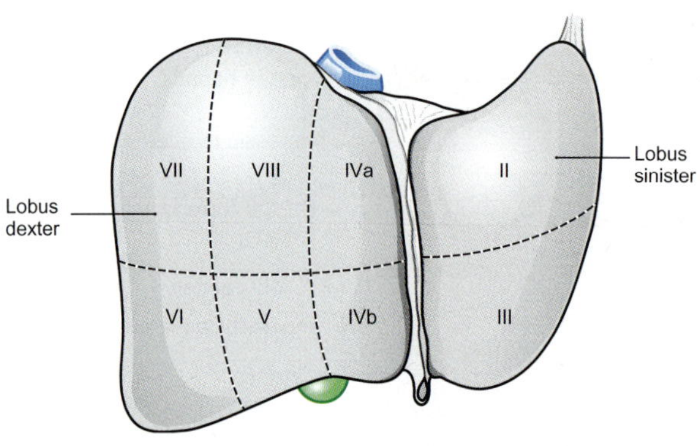

Abb. 4.2 Lebersegmente in der Übersicht (K. Dalkowski aus Paulsen/Waschke. Sobotta Atlas der Anatomie. 25. A. 2022 mod. von D. Drenckhahn/M. Christof aus Benninghoff/Drenckhahn. Anatomie. 17. A. 2008 © Elsevier GmbH) [S700-L126]/[B500~M282-L132]

4.1.2 Topografie

Die Leber liegt direkt unter der Zwerchfellkuppel. Bei maximaler Exspiration befindet sich die Leber etwa i. H. der 4. Rippe. Auch in ihrer weiteren kaudalen Ausdehnung liegt sie unmittelbar dem Zwerchfell bzw. der ventralen Bauchwand an. Sie reicht kaudal rechts bis zur 10. Rippe, kaudal links bis zur 7. Rippe. Der rechte untere Leberrand verläuft mit dem Rippenbogen aufwärts. Ab der MCL ist sie in der Regio epigastrica tastbar. Transversal reicht die Projektion der Leber von der Regio hypochondriaca dextra über die Regio epigastrica bis zur Regio hypochondriaca sinistra.

MERKE
Die **Head-Zone der Leber** liegt unter dem rechten Rippenbogen i. H. der **Dermatome T8–T11.**

4.1.3 Feinstruktur

Die Leber wird von der bindegewebigen **Glisson-Kapsel** überzogen. Durch die V. portae hepatis wird die Leber zu 75 % mit sauerstoffarmem, nährstoffreichem Blut versorgt, für die restlichen 25 % ist die A. hepatica propria verantwortlich, deren sauerstoffreiches Blut der Eigenversorgung der Leber dient.

Strukturell kleinste Baueinheit der Leber ist das **Leberläppchen** (Zentralvenenläppchen, ➤ Abb. 4.3) mit einer Größe von 1–2 mm. Schematisch gesehen sind die vielen Leberläppchen als nebeneinanderliegende Sechsecke angeordnet und jeweils von dünnen Bindegewebsstreifen umgeben. Dort, wo Leberläppchen aneinandergrenzen, liegen die **Periportalfelder** (Glisson-Felder), in denen sich die sog. **Glisson-Trias** befindet, die sich jeweils aus einem Ast der V. portae hepatis, der A. hepatica communis und des Gallengangs zusammensetzt. Größte Struktur der Glisson-Trias ist die Venole. Das **Gallenkanälchen (Canaliculus biliferus)** ist hier mit kubischem Epithel ausgekleidet. Im Zentrum der ca. 1 Mio. Leberläppchen befindet sich die **Zentralvene** (V. centralis) der Leber, die Einmündungen der Sinusoide enthält.

Hepatozyten

Der Hepatozyt hat einem Durchmesser von 20–30 µm und einen runden, zentral liegenden Kern. Manche Zellen enthalten sogar zwei Kerne. Die Kerne sind meist diploid, sehr große Kerne auch polyploid. Das Zytoplasma der Hepatozyten enthält viel gER und rER, Mitochondrien, Golgi-Apparate, Lysosomen, sekretorische Vesikel und paraplasmatische Einschlüsse wie z. B. Glykogen als α-Partikel, Lipide und Pigmente.

Zwischen den Hepatozyten, die balkenförmig zu sog. Leberzellbalken angeordnet sind und radiär auf die Zentralvene zulaufen, liegen **Sinusoide,** bei denen es sich um weitlumige Blutkapillaren mit einem Lumendurchmesser von bis zu 15 µm mit offen gefenstertem Endothel handelt. Die basolaterale Seite der Hepatozyten, die an die Sinusoide grenzt, wird als **Blutpol** bezeichnet.

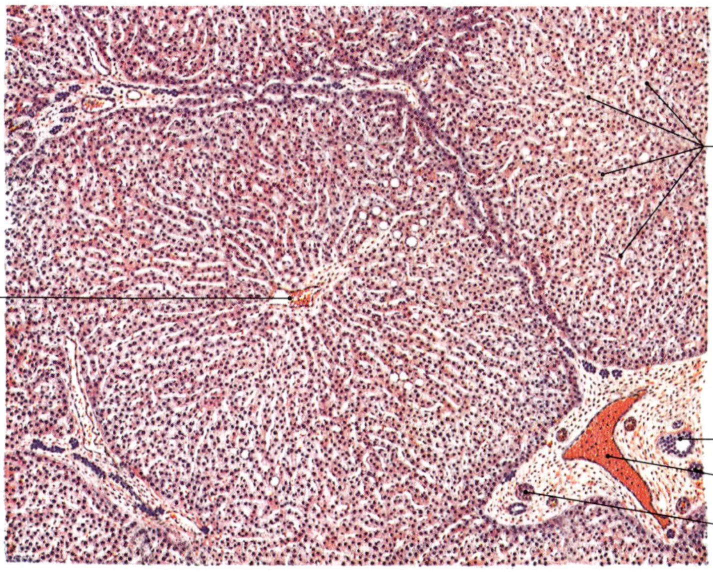

Abb. 4.3 Leberläppchen (H. E. nachgezeichnet; mittlere Vergrößerung) (Sobotta-Archiv aus Paulsen/Waschke. Sobotta Atlas der Anatomie. 25. A. 2022 © Elsevier GmbH) [S700]

Kupffer-Zellen

An der luminalen Seite des Sinusoidendothels befinden sich Makrophagen, die in der Leber als **Kupffer-Zellen** (*Syn.:* Browicz-Kupffer-Zellen, Kupfferstern-Zellen) bezeichnet werden. Sie phagozytieren gealterte Erythrozyten.

Disse-Raum

Zwischen Sinusoiden und Hepatozyten liegt der **perisinusoidale Raum,** auch **Disse-Raum** genannt. Es ist der Ort des Stoffaustauschs zwischen Hepatozyten und Blut. Der Stoffaustausch wird durch die auf den Hepatozyten sitzenden Mikrovilli verbessert, unter anderem werden Plasmaproteine, Gerinnungsfaktoren und Aminosäuren resobiert und sekretiert.

Im Disse-Raum liegen außerdem **Ito-Zellen** (perisinusoidale Zellen, Sternzellen, Fettspeicherzellen), für die große Fetttropfen charakteristisch sind. Sie speichern fettlösliche Vitamine (u. a. Vitamin A).

Gallenkanälchen

Hepatozyten sind durch Tight junctions miteinander verknüpft und bilden so die Begrenzung der **Gallenkanälchen** (Canaliculi biliferi), die sich in den Periportalfeldern zu größerlumigen Gallengängen vereinen. Die apikale Seite der Hepatozyten, die an die Gallenkanälchen grenzt, wird als **Gallepol** bezeichnet. In diesen ragen die Mikrovilli der Hepatozyten. Die gebildete Galle gelangt durch Schaltstücke aus flachem Epithel, die sog. **Hering-Kanälchen,** in die interlobulären Gallengänge, die Ductus biliferi interlobulares. Einige der Zellen, die das Hering-Kanälchen bilden, scheinen **Stammzellen** zu sein, aus denen sich Hepatozyten und Gallengangsepithel regenerieren.

Leberläppchenkonzepte

Das Leberläppchen ist die kleinste funktionelle Baueinheit der Leber. Je nachdem, was **funktionell** in den Mittelpunkt gestellt wird unterscheidet man:

Klassisches Leberläppchen Im Zentrum eines Läppchens befindet sich die Zentralvene. In den intralobulären Sinusoiden fließt das Blut aus der Peripherie auf die Zentralvene zu.

Azinus Im Zentrum stehen hier die interlobulären Venolen und Arteriolen zwischen zwei Leberläppchen. Vom Zentrum gehen nach rechts und links Äste ab, die in die Leberläppchen eindringen. Dabei unterteilt man drei Versorgungszonen:

- **Zone 1:** Peripherie des klassischen Leberläppchens. Diese Zone liegt den Gefäßen der Glisson-Trias am nächsten und ist am besten mit Sauerstoff und Nährstoffen versorgt.
- **Zone 2:** intermediäre Zone. Wird schlechter versorgt als Zone 1.
- **Zone 3:** Zentrum des klassischen Leberläppchens. Ist am weitesten vom Azinuszentrum entfernt und wird am schlechtesten versorgt.

Portalläppchen Im Zentrum des Portalläppchens liegt der Gallengang. Hier steht die exokrine Funktion der Leber in der Betrachtung im Vordergrund. Die Galle fließt dabei vom Zentrum des klassischen Leberläppchen auf dessen Peripherie zu.

KLINIK

Hepatitis Entzündung des Leberparenchyms. Ursachen sind u. a. virale Infektionen, z. B. mit Hepatitisviren, und chronischer Alkoholabusus. Bei chronischen Entzündungen kommt es zu einer überschießenden fehlgeleiteten Regeneration der Leber. Dabei entstehen Regeneratknoten mit fehlerhafter Mikroarchitektur, u. a. Leberläppchen, deren Sinusoide ein geschlossenes Kapillarendothel haben. Zudem kommt es zu einer überschießenden Vermehrung des kollagenen Bindegewebes durch Myofibroblasten, die aus zytokinaktivierten, im Disse-Raum ansässigen, Ito-Zellen entstehen **(Zirrhose).** In einer zirrhotischen Leber entwickelt sich häufig ein **hepatozelluläres Karzinom.**

CHECK-UP
- Beschreibe den strukturellen Aufbau des Leberläppchens!
- Wie ist der Disse-Raum strukturell begrenzt und was findet hier funktionell statt?
- Arbeite die Unterschiede in den Leberläppchenkonzepten heraus!

4.1.4 Exokrine Funktion der Leber

Gallesekretion

Pro Tag werden etwa 0,6–1 l Galle von der Leber sezerniert. Dabei entstammen etwa 80 % den Hepatozyten und 20 % den Gangepithelien. Die Gallenflüssigkeit gelangt nahrungsabhängig in das Duodenum und dient der **Emulgation** fettlöslicher Nahrungsstoffe. Außerdem dient die Galle der **Ausscheidung** von toxischen endo- und exogenen Substanzen, welche in der Leber wasserlöslich gemacht wurden **(Biotransformation).** Hierzu gehört u. a. Bilirubin, das in diglucuronidierter Form über die Galle ausgeschieden wird. In den Hepatozyten werden etwa 50 % der Gallenflüssigkeit **gallensalzunabhängig** sezerniert. Aus Cholesterin werden primäre Gallensäuren (Taurocholat, Glycocholat und Chenodesoxycholat) synthetisiert und über ATP-abhängige Transporter in die Canaliculi sezerniert. Die übrigen 50 % der Gallenflüssigkeit werden **gallensalzabhängig** sezerniert: Hierbei stimulieren Gallensalze des Pfortaderbluts, welche dem **enterohepatischen Kreislauf** entstammen (Desoxycholat und Litocholat), ihre eigene Aufnahme über Na^+-Symport und Anionenaustauscher in die Hepatozyten. Folglich ist auch die Sekretion von Gallensäuren in die Gallengänge gesteigert.

MERKE
Gallensäuren des Pfortaderbluts steigern die Gallesekretion der Leber **(choleretische Wirkung der Gallensäuren).**

Analog zur Regulation im Pankreas fördert **Sekretin** die HCO_3^--Sekretion der Gallengangepithelien durch einen Anionentauscher und alkalisiert damit die Gallenflüssigkeit. Zudem steigert es den Galllefluss.

CHECK-UP
- Welche Impressiones finden sich auf der Leber?
- Welche Strukturen bilden die portale Trias?

Jetzt bist du dran!

Überblick gewinnen

Notiere dir ca. 5 Stichwörter aus diesem Unterkapitel.

4.2 Gallenblase

Christoph Jaschinski und Henrik Holtmann,
Vorauflage: Björn Jacobi

Anatomie, Histologie, Physiologie

Die Gallenblase **(Vesica biliaris, Vesica fellea)** ist ein ca. 10 cm langes sackförmiges Hohlorgan. Sie liegt auf der Facies visceralis der Leber in der Fossa vesicae biliaris. Ihr Fassungsvermögen liegt bei 40–70 ml.

Die Galle wird von der Leber sezerniert, fließt dann durch die intra- und extrahepatischen Gallengänge in Richtung Duodenum und staut sich schließlich in diesem Gangsystem, weil der Ausfluss durch Ringmuskeln gewöhnlich verschlossen ist. Durch den Rückstau gelangt etwa die Hälfte der sezernierten Gallenflüssigkeit in die Gallenblase. Hier wird die Gallenflüssigkeit auf das 5- bis 10-Fache konzentriert, sodass stets neue Galle einströmen kann. Die Ausschüttung von **Cholezystokinin** bewirkt eine Kontraktion der Gallenblasenmuskulatur, die in Verbindung mit einer Erschlaffung der Ringmuskeln am Ende der Gallengänge eine Ausscheidung der Galle ermöglicht. Die Gallensekretion ist abhängig von der Verdauungsfunktion und der Leberdurchblutung.

4.2.1 Makroskopischer Aufbau

Von ventral sichtbar ist der **Fundus vesicae biliaris** der Gallenblase. Dieser ragt in der MCL unter dem unteren Leberrand hervor. Der Fundus vesicae biliaris setzt sich in den Corpus vesicae biliaris fort und mündet im **Collum vesicae biliaris.** Dort beginnt die **Plica spiralis (Heisteri),** eine Schleimhautfalte, die sich spindelförmig nach peripher windet und so bei Anstieg des intraabdominellen Drucks einen unkontrollierten Abfluss der Galle verhindert.

KLINIK
Cholezystitis Eine Entzündung der Gallenblase entsteht in 90 % der Fälle durch Gallensteine in der Gallenblase **(Cholezystolithiasis)** oder dem Ductus choledochus **(Choledocholithiasis).** Die meisten Steine bestehen aus Cholesterin. Beschwerden treten auf, wenn Gallensteine durch den Ductus cysticus wandern oder in der Papilla duodeni major stecken bleiben. Die Patienten leiden unter kolikartigen Schmerzen im rechten und mittleren Oberbauch. Oft strahlen die Schmerzen in den Rücken und die rechte Schulter – die Head-Zonen der Gallenblase – aus.

Intrahepatische Gallengänge Ausgangspunkt der intrahepatischen Gallengänge sind die **Canaliculi biliferi.** Diese liegen jeweils zwischen 2 Leberzellen und haben keine eigene Wand. Über die **Ductuli biliferi** (Hering-Kanäle) sind sie mit den interlobulären Gallengängen verbunden. Diese fließen zu immer größeren Einheiten zusammen, sodass schließlich ein rechter und ein linker **Ductus hepaticus** entstehen.

Extrahepatische Gallengänge An der Leberpforte vereinigen sich die beiden Hauptsämme zum **Ductus hepaticus communis,** der im Verlauf den aus der Gallenblase kommenden **Ductus cysticus** aufnimmt. Ab diesem Zeitpunkt nennt man ihn **Ductus choledochus.** Nach einem extraperitonealen Verlauf hinter dem Duodenum und dem Pankreaskopf fusioniert der Ductus choledochus oft im Endstück des Gangsystems mit dem Ductus pancreaticus major, dem Hauptausführungsgang der Bauchspeicheldrüse. Das gemeinsame erweiterte Endstück wird als **Ampulla hepatopancreatica** bezeichnet und mündet auf der Papilla duodeni major. In der gemeinsamen Endstrecke finden sich der M. sphincter ductus pancreati und der M. sphincter ductus choledochi. Letzterer gliedert sich in eine Pars superior und eine Pars inferior, die auch unter dem Namen M. sphincter ampullae (Oddi) bekannt ist.

4.2.2 Feinstruktur

Die Gallenblase ist überwiegend von Serosa überzogen, wo sie dem rechten Leberlappen anliegt, ist sie von Adventitia bedeckt. Der Ductus choledochus ist in seinem extrapankreatischen Teil von Serosa, sonst von Adventitia bedeckt. Die Wand sowohl der Gallenblase als auch des Ductus choledochus besteht aus Tunica mucosa und Tunica muscularis. Die Tunica mucosa besteht aus Oberflächenepithel und Lamina propria, eine Muscularis mucosae fehlt.

Gallenblase

Beim Oberflächenepithel handelt es sich um einschichtig hoch prismatische oder zylindrische Epithelzellen mit Mikrovilli. Becherzellen **fehlen** und es kommen nur vereinzelt enteroendokrine Zellen vor. Das Oberflächenepithel ist in Falten aufgeworfen, die je nach Füllungsgrad der Gallenblase verstreichen können und stellenweise in der Tiefe bis in die Tunica muscularis reichen. Die durch die Falten gebildeten Hohlräume heißen **Rokitansky-Aschoff-Krypten.** Die Tunica muscularis besteht aus glatten Muskelzellen, die durch CCK und seitens des Parasymphatikus durch Acetylcholin stimuliert werden.

Die Hauptzellen dienen der Resorption von NaCl. Wasser folgt diesem Gradienten und bewirkt damit die Eindickung der Galle.

Ductus choledochus

Der Ductus choledochus ist von einem einschichtig prismatischen Epithel ausgekleidet. Becherzellen sind hier nicht vorhanden, wohl aber einige muköse Drüsen.

CHECK-UP

- Was verbirgt sich unter den Rokitansky-Aschoff-Krypten?
- Wie ist die Wand von Gallenblase und D. choledochus aufgebaut?

4.2.3 Enterohepatischer Kreislauf

Der Körper besitzt einen Rezirkulationskreislauf, wobei im **Ileum** etwa **95 %** der ins Duodenum sezernierten Gallensäuren im **Na^+-Symport** reabsorbiert werden. Nur ein geringer Anteil der sezernierten Gallensäuren wird ausgeschieden. Aufgrund des **enterohepatischen Kreislaufs** beträgt der Gesamtkörpergehalt an Gallensäuren nur **2–4 g,** wobei etwa die 5-fache Menge bei fettreichen Mahlzeiten benötigt wird. Nach der Aufnahme in die Enterozyten gelangen die Gallensäuren über einen Anionenaustauscher in die Blutbahn und durch die Pfortader zurück zur Leber, wo sie erneut konjugiert werden.

4.2.4 Funktion der Gallenblase

In der Gallenblase wird die Galle durch Resorption von Ionen und H_2O **isoton konzentriert,** gespeichert und bei Bedarf über den Ductus hepatocholedochus in das Duodenum sezerniert. Den stärksten Reiz für eine Kontraktion der Gallenblase stellt das Hormon **CCK** dar. Zudem bewirkt der N. vagus über **ACh** eine Kontraktion der Gallenblase. Die Gallenflüssigkeit besteht aus verschiedenen Bestandteilen, deren korrektes Konzentrationsverhältnis der Entstehung von Gallensteinen vorbeugt (➤ Tab. 4.1): Gallensäuren : Phospholipide : Cholesterin ≈ **75 : 25 : 5.**

Tab. 4.1 Bestandteile der Gallenflüssigkeit

	Lebergalle [mM]	Blasengalle [mM]
Gallensäuren	20	90
Cholesterin	4	17
Phosphatidylcholin	3	30
Gallenfarbstoffe	1	5
Na^+	146	209
K^+	5	13
Ca^{2+}	2,5	11
Cl^-	105	66
HCO_3^-	30	19

KLINIK

Bilirubin und Ikterus Ursache eines Ikterus (Gelbfärbung der Haut und Skleren) ist eine erhöhte Bilirubinkonzentration im Blut: > 2 mg/dl bzw. 35 µmol/l.
Drei Ikterusformen:

- **Prähepatischer Ikterus:** Der Abbau gealterter Erythrozyten (Hämolyse), aus dem Bilirubin stammt, ist pathologisch gesteigert, z. B. bei Erythrozytenmembrandefekten.
- **Intrahepatischer Ikteru:** durch Störungen der Leberfunktion, z. B. durch angeborene Enzymdefekte wie bei Morbus Meulengracht oder erworbenen Heptatitden: Bilirubin wird an Albumin gebunden zur Leber transportiert und dort im Rahmen der Biotransformation zweifach glucuronidiert und mit der Galle ausgeschieden
- **Posthepatischer Ikterus:** Der Galleabfluss in das Duodenum ist behindert, z. B. aufgrund eines Gallensteins oder eines Tumors.

Die drei Ikterusformen können über eine Differenzierung von **direktem (glucuronidiertem)** und **indirektem (nicht glucuronidiertem) Bilirubin** unterschieden werden.

Bilirubin in Stuhl, Urin und Galle Im Darm spalten Bakterien die Glucuronsäurereste des Bilirubins wieder ab, sodass verschiedene Abbauprodukte wie **Stercobilin** und **Urobilinogen** entstehen. Sie sind für die braune Farbe des Stuhls verantwortlich. Da ein Teil des direkten Bilirubins auch in den Blutkreislauf gelangt und in der Niere filtriert wird, sorgt es ebenfalls für die gelbe Farbe des Urins. Folglich kann auch durch eine **Entfärbung des Stuhlgangs,** meist begleitet mit einer intensiveren bzw. **bräunlichen Verfärbung des Urins,** auf eine Cholestase geschlossen werden, da die Ausscheidung sekundärer Gallensäuren über den Darm zum Erliegen kommt. Zudem ist unter diesen Umständen die Urobilinogenkonzentration im Urin stark vermindert. Bilirubin(diglucuronid) wirkt antioxidativ und wird in der Gallenflüssigkeit reoxidiert in Biliverdindiglucuronid, sodass die Galle eine **grüne Farbe** annimmt.

Neugeborenenikterus Häufig in den ersten Lebenstagen aufgrund eines Abbaus von fetalem Hämoglobin und einer verminderten Konjugationsfähigkeit der Leber. Er wird bei stark erhöhten Bilirubinspiegeln mit einer Fototherapie behandelt. Hierbei wird das Bilirubin in der Haut effektiv zu einem wasserlöslichen nicht toxischen Isomer, dem Lumirubin, umgewandelt.

Gallensteine **Cholesterinsteine** sind mit einem Anteil von etwa 80 % die häufigsten Gallensteine und entstehen bei einer erhöhten Cholesterinkonzentration in der Galle oder einer verminderten Phospholipidkonzentration. Seltener bestehen Gallensteine aus Calciumbilirubinat, welches bei einem erhöhten Gehalt der Galle an unkonjugiertem Bilirubin vermehrt auskristallisiert **(Bilirubinsteine).** Die Entstehung von Gallensteinen wird durch Hypomotilität und unvollständige Entleerung der Gallenblase begünstigt.

CHECK-UP

- Beschreibe den Weg, den die Galle von ihrer Entstehung bis zur Mündung im Dünndarm nimmt!
- Wozu benötigt der Körper die Gallenflüssigkeit? Ist eine Gallenblase notwendig?
- Was ist ein posthepatischer Ikterus und wie lässt er sich diagnostizieren?

Jetzt bist du dran!

Überblick gewinnen

Notiere dir ca. 5 Stichwörter aus diesem Unterkapitel.

4.3 Pankreas

Christoph Jaschinski und Henrik Holtmann,
Vorauflage: Björn Jacobi

Anatomie, Histologie, Physiologie

Die **Bauchspeicheldrüse** ist die wichtigste Verdauungsdrüse des menschlichen Körpers. Sie ist 40–120 g schwer und liegt sekundär retroperitoneal am Boden der Bursa omentalis. Ihre Vorderseite ist mit Peritoneum parietale überzogen. An der Rückseite ist sie mit der dorsalen Bauchwand verwachsen.

Sie produziert sowohl ein exokrines als auch ein endokrines Sekret. Verdauungsenzyme, Chlorid- und Bicarbonat-Ionen sowie parazellulär Wasser sind die wichtigsten Bestandteile des **exokrinen Sekrets.** Dadurch wird die Säure des Magens neutralisiert und die Verdauung angestoßen. Zum Schutz vor Selbstverdauung werden die Verdauungsenzyme als inaktive Vorstufen ins Darmlumen sezerniert.

Die Inselgruppen der Bauchspeicheldrüse sind die Produktionsstätten des **endokrinen Sekrets.** In den Langerhans-Inseln werden u. a. Insulin und Glukagon synthetisiert und bei Bedarf in die Blutbahn abgegeben.

KLINIK

Pankreatitis Eine Entzündung der Bauchspeicheldrüse ist auch heute noch ein ernsthaftes Krankheitsbild. Durch die Entzündung werden die Verdauungsenzyme innerhalb der Drüse aktiviert. Dadurch kommt es zur Selbstverdauung des Pankreas. Eine akute Pankreatitis ist häufig mit Gallenwegserkrankungen, z. B. Choledocholithiasis, assoziiert. Chronischen Pankreatiden liegt häufig Alkoholabusus zugrunde.

4.3.1 Makroskopischer Aufbau

An der Bauchspeicheldrüse werden 5 Abschnitte unterschieden:

- **Caput pancreatis:** schmiegt sich der C-Form des Duodenums innenseitig an; über die Incisura pancreatis vom Processus uncinatus abgrenzbar.
- **Processus uncinatus:** entwickelt sich aus der ventralen Pankreasknospe und wird ventral von den Vasa mesenterica superior überlagert.
- **Collum pancreatis:** bezeichnet den Abschnitt des Pankreas am Übergang vom Caput zum Corpus, der ventral der Vasa mesenterica superior liegt.
- **Corpus pancreatis:** nimmt von der Incisura pancreatis einen horizontalen Verlauf im Oberbauch. Sein am weitesten nach ventral vorgewölbter Teil wird als **Tuber omentale** bezeichnet.
- **Cauda pancreatis:** lässt sich nur schwer vom Corpus pancreatis abgrenzen. Verläuft nach lateral-dorsal, reicht bis zum Milzhilum und wird ventral von der Facies visceralis der Milz überlagert. Hier tritt der Pankreasschwanz in eine intraperitoneale Lage über.

4.3.2 Topografie

Die Bauchspeicheldrüse liegt etwa i. H. LWK 1–2. Aufgrund ihrer retroperitonealen Lage ist sie weniger atemverschieblich als die anderen Bauchorgane. Kranial, rechts und kaudal ist der Pankreaskopf vom Duodenum umrahmt. In ihrem Querverlauf durch den Oberbauch wird die Bauchspeicheldrüse kranial von der splenica und kaudal vom Mesocolon transversum begleitet. Dorsal liegt häufig die Milzvene, die dorsal des Pankreashalses in die V. mesenterica superior drainiert.

MERKE

An der Incisura pancreatis treten A. und V. mesenterica superior vor das Pankreas.

4.3.3 Feinstruktur des exokrinen Pankreas

Das exokrine Pankreas besteht hauptsächlich aus serösen tubuloazinären Endstücken, den **Azini** (➤ Abb. 4.4). Seine Azinuszellen enthalten einen ausgeprägten Golgi-Apparat und apikal gelegene Sekretgranula, die auch als **Zymogengranula** bezeichnet werden, da sie in der Mehrheit inaktive Enzymvorstufen **(Proenzyme)** enthalten. Weiter enthalten sie viel rER zur Proteinsekretion, wodurch ihr Zytoplasma am basalen Zellpol basophil erscheint. Durch den N. vagus und CCK werden die Azinuszellen zur Exozytose der (Pro-)Enzyme stimuliert. Schaltstücke stülpen sich in die Azini bis zu deren Zentrum ein, weshalb sie auch als **zentroazinäre Zellen** bezeichnet werden.

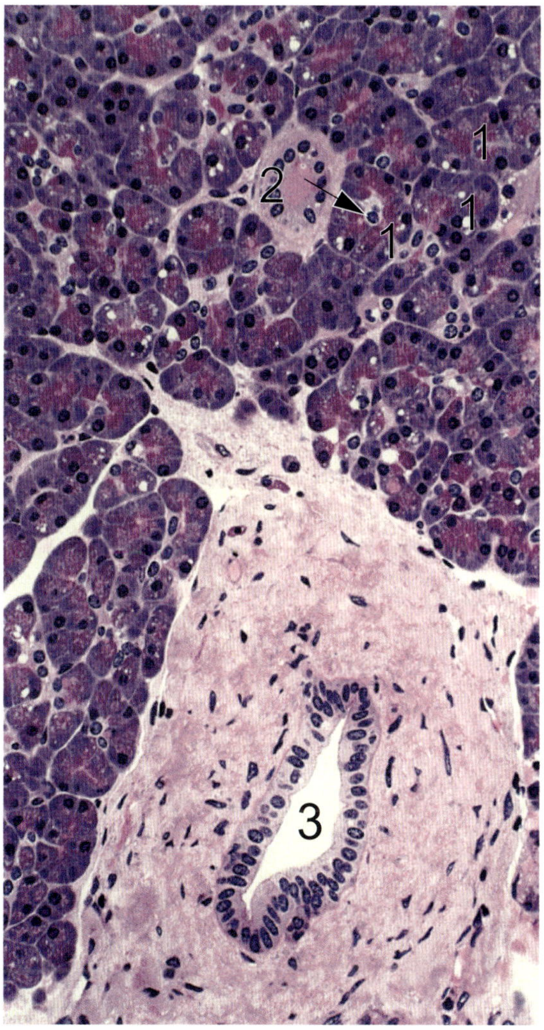

Abb. 4.4 Exokrines Pankreas: Azini (1), intralobulärer Ausführungsgang (2), interlobulärer Ausführungsgang (3) und zentroazinäre Zellen (→). Die Azinuszellen erscheinen basophil mit eosinophilen Sektretionsgranula an ihrem Apex (H. E., 150-fach). [M375]

Schaltstücke vereinen sich zu einem intralobulären Ausführungsgang. Schaltstücke und Ausführungsgänge sind mit flachem bis kubischem Epithel ausgekleidet, das, stimuliert durch Sekretin, Wasser und HCO_3^--Ionen sekretiert. Intralobuläre Ausführungsgänge münden in interlobuläre Ausführungsgänge; diese gehen dann wiederum in den Ductus pancreaticus über.

Die interlobulären Ausführungsgänge und der Ductus pancreaticus sind mit einem einschichtig kubischen oder zylindrischen Epithel ausgekleidet, welches Muzine sekretiert.

MERKE

Das exokrine Pankreas enthält im Gegensatz zu den großen Mundspeicheldrüsen **keine** Streifenstücke. Schaltstücke sind im Pankreas länger als in den Speicheldrüsen und enthalten im Gegensatz zu denen der Speicheldrüsen **keine** Myoepithelzellen.

CHECK-UP

- Beschreibe die Besonderheiten des Ausführungsgangsystems des exokrinen Pankreas im Vergleich zu den Mundspeicheldrüsen!
- Was enthalten die Azinuszellen des exokrinen Pankreas und wie sind die Endstücke histologisch konfiguriert?

4.3.4 Pankreassekretion

Sekretion von Wasser und Elektrolyten

Das exokrine Pankreas produziert etwa 1,5–2 l stark alkalisches Sekret pro Tag. Es dient der weitgehenden Neutralisierung des im Magen angesäuerten Chymus **(duodenaler pH 5,5–6,5).** Die Elektrolytzusammensetzung des in den pankreatischen Azinuszellen sezernierten **Primärsekrets** entspricht im Wesentlichen derjenigen des Blutplasmas: hoher NaCl-Anteil, $[HCO_3^-] \approx 60$ mM. Die Sekretionsrate der Azinuszellen ist weitestgehend konstant.

Regulation Unter Einfluss von **Sekretin,** eines bei Ansäuerung des Darminhalts von den S-Zellen der Duodenal- und Jejunalschleimhaut sezernierten gastrointestinalen Hormons, wird das Sekret in den Pankreasausführungsgängen modifiziert: Es findet ein **Austausch von Cl^- gegen HCO_3^-** durch einen apikalen Anionentauscher statt. Cl^--Ionen rezirkulieren über den durch Sekretin aktivierten **CFTR-Kanal** und bedingen ein lumennegatives transepitheliales Potenzial. Folglich strömen Na^+-Ionen aus den Gangepithelien ins Lumen aus, woraufhin H_2O passiv folgt. Somit steigert Sekretin auch die Sekretionsrate des Pankreas. Bei zunehmend saurem Chymus nimmt der HCO_3^--Gehalt des Sekrets zu, der Cl^--Gehalt entsprechend ab. So wird sichergestellt, dass die Pankreasenzyme (s. u.) bei ihrem **pH-Optimum (6–8)** arbeiten können. Da der Austausch von Bicarbonat- und Cl^--Ionen mit gleicher Stöchiometrie stattfindet, ändert sich die Osmolarität des Sekrets nicht wesentlich.

Sekretion von Pankreasenzymen

Folgende Enzyme werden in den Azini des exokrinen Pankreas synthetisiert und in das Primärsekret sezerniert:

- Amylase
- Pankreaslipase
- Prokolipase

- Phospholipase A_2
- Cholesterinesterase
- Proelastase
- Procarboxypeptidase
- Trypsinogen → Trypsin: spaltet nach basischen Aminosäuren
- Chymotrypsinogen → Chymotrypsin spaltet nach aromatischen Aminosäuren.

Lediglich die Proteasen werden als Vorstufen **(Zymogene)** gebildet und im Duodenum durch **limitierte Proteolyse** aktiviert. Die Pankreaslipase wird erst in Mizellen durch Bindung von Gallensäuren und Kolipase aktiv.

Regulation Die Enzymproduktion des Pankreas wird durch das in den I-Zellen der Duodenalwand gebildete CCK über CCK_A-Rezeptoren stimuliert. Dieses Peptidhormon wird durch die Anwesenheit von Peptiden, Aminosäuren und langkettigen Fettsäuren vermehrt freigesetzt. Ebenso fördern **VIP** und **ACh** die Enzymsekretion der Azinuszellen.

KLINIK

Mukoviszidose Bei der Mukoviszidose (zystischen Fibrose) handelt es sich um einen rezessiv vererbten Defekt des CFTR-Cl^--Kanals, der in verschiedenen Organen zu Funktionsstörungen führt. Durch die Störung der Cl^--Rezirkulation in den Pankreasausführungsgängen dickt das Sekret ein und verarmt an Bicarbonat. Es kommt zur Ausbildung von Retentionszysten und der Aktivierung der Zymogene innerhalb des Pankreas, was einen Selbstverdau des Organs mit einem Verlust der Pankreasfunktion zur Folge hat.

CHECK-UP

Nenne die verschiedenen Pankreasabschnitte!

Jetzt bist du dran!

Überblick gewinnen

Notiere dir ca. 5 Stichwörter aus diesem Unterkapitel.

Jetzt bist du dran!

Zeichenaufgabe

Zeichne die Leber. Beschrifte die Lappen und zeichne auch die Bandstrukturen ein. Wie wird die Einteilung in Segmente vorgenommen? Zeichne die Feinstruktur der Leber. Welche Elemente sind Teil des Leberläppchens? Wie läuft die Gallesekretion ab?

Anregungen zur weiteren Wiederholung

Zeichne das Pankreas. Was sind die 5 Abschnitte? Wie sieht die Feinstruktur aus?
Wie setzt sich die Pankreassekretion zusammen?
Zeichne auch den Aufbau der Gallenblase. Wie sieht der histologische Aufbau aus?

Überblick gewinnen

Nutze deine gesammelten Stichwörter für eine Mindmap oder eine gegliederte Stichwortliste.

KAPITEL

Anatomie

5 Blutgefäße, Lymphgefäße, vegetative Innervation

5.1 Arterien

Fabian Rengier

Anatomie

Die arterielle Versorgung der Baucheingeweide erfolgt über Äste der Aorta abdominalis, die der Beckeneingeweide über Äste der Aa. iliacae.

5.1.1 Aorta abdominalis

Die Aorta abdominalis (Pars abdominalis der Aorta descendens) setzt die Aorta thoracica (Pars thoracica der Aorta descendens) nach Durchtritt durch das Zwerchfell im **Hiatus aorticus** i. H. BWK 11/12 fort. Die Aorta abdominalis liegt links der V. cava inferior, ihr Anfangsteil dorsal des Pankreas. Sie entlässt drei große unpaare Stämme – den Truncus coeliacus, die A. mesenterica superior und inferior – sowie paarige parietale und viszerale Äste, bevor sie sich in der Bifurcatio aortae in die Aa. Iliacae communes und die A. sacralis mediana aufzweigt.

KLINIK

Aneurysma Lokal begrenzte, krankhafte Ausweitung eines arteriellen Gefäßes. Ursachen sind oft arteriosklerotische Gefäßwandveränderungen. Häufig betroffen ist die Aorta abdominalis.

5.1.2 Truncus coeliacus

Der Truncus coeliacus (> Abb. 5.1) entspringt ventral aus der Aorta abdominalis. Der kräftige Stamm liegt am Oberrand des Pankreas. Er versorgt den gesamten Drüsenbauch (Oberbauch). Nach sehr kurzem Verlauf teilt er sich in 3 Äste:

- **A. gastrica sinistra:** verläuft zunächst nach kranial in der Plica gastropancreatica zur Kardia des Magens, dann im Omentum minus entlang der kleinen Magenkurvatur, wo sie mit der ↔ A. gastrica dextra anastomosiert.
  - **Rr. oesophagei:** kleinere Äste zur Pars abdominalis des Ösophagus
- **A. splenica:** zieht retroperitoneal am Oberrand des Pankreas nach links. Sie erreicht die Milz über das Lig. splenorenale, in dem sie sich in mehrere Rr. splenici aufzweigt. Auf dem Weg entlässt sie folgende Äste:
  - **Rr. pancreatici:** Äste zum Pankreaskörper und -schwanz, u. a. A. pancreatica dorsalis, A. pancreatica magna, A. pancreatica inferior
  - **Aa. gastrici breves:** im Lig. gastrosplenicum zum Magenfundus
  - **A. gastroomentalis sinistra:** zieht im Lig. gastrocolicum entlang der großen Magenkurvatur, wo sie mit der ↔ A. gastroomentalis dextra anastomosiert
- **A. hepatica communis:** verläuft nach rechts kaudal am Oberrand des Pankreas in der Plica gastropancreatica:
  - **A. hepatica propr:** zieht im Lig. hepatoduodenale zur Leberpforte, wo sie sich in einen R. dexter und einen R. sinister für die beiden funktionellen Leberlappen aufteilt; ihre Äste sind:
    - A. gastrica dextra: verläuft im Omentum minus entlang der kleinen Magenkurvatur, wo sie mit der ↔ A. gastrica sinistra anastomosiert
    - A. cystica: kleiner Ast zur Gallenblase
  - **A. gastroduodenalis:** zieht hinter der Pars superior duodeni nach kaudal und entlässt folgende Äste:

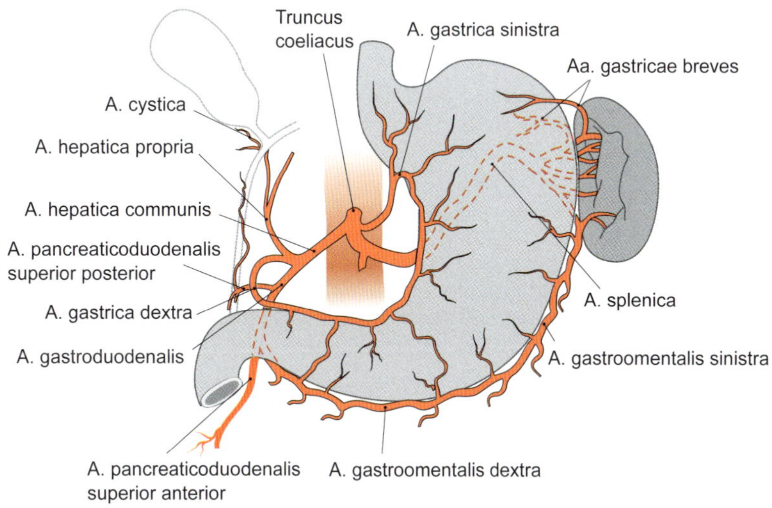

Abb. 5.1 Truncus coeliacus [R255]

– A. gastroomentalis dextra: verläuft im Lig. gastrocolicum entlang der großen Magenkurvatur, wo sie mit der ↔ A. gastroomentalis sinistra anastomosiert.
– Aa. pancreaticoduodenales superiores anterior und posterior: steigen ventral bzw. dorsal des Pankreaskopfs ab und anastomosieren mit dem R. anterior bzw. dem R. posterior der A. pancreaticoduodenalis inferior. Sie versorgen Pankreaskopf und Duodenum.

MERKE
- Die **Aa. gastricae** sinistra und dextra anastomosieren an der kleinen Magenkurvatur im Omentum minus.
- Die **Aa. gastroomentales** sinistra und dextra anastomosieren an der großen Magenkurvatur im Lig. gastrocolicum.

5.1.3 A. mesenterica superior

Die A. mesenterica superior geht unmittelbar kaudal des Truncus coeliacus ventral aus der Aorta abdominalis hervor. Sie versorgt große Abschnitte des **Darmbauchs** (Unterbauch) bis fast zur linken Kolonflexur.

In ihrem Verlauf liegt sie zunächst dorsal des Corpus pancreatis, dann ventral des Proc. uncinatus des Pankreas. Nach Eintritt in die Radix mesenterii **(Mesenterium)** überkreuzt sie die Pars horizontalis oder die Pars ascendens duodeni, bevor sie folgende Äste abgibt:
- **A. pancreaticoduodenalis inferior:** teilt sich in einen R. anterior und einen R. posterior, die ventral bzw. dorsal des Pankreaskopfs mit den Aa. pancreaticoduodenales superiores anastomosieren.
- **Aa. jejunales** und **ileales:** bilden mehrere **Gefäßarkaden** (Anastomosenkreisläufe) aus. Die von den Endarkaden ausgehenden Vasa recta sind jedoch Endarterien und versorgen jeweils ein Dünndarmsegment.
- **A. ileocolica:** entlässt den R. ilealis zum terminalen Ileum, den R. colicus zum proximalen Colon ascendens, die A. caecalis anterior und posterior zur Vorder- und Rückseite des Zökums sowie die A. appendicularis zum Appendix vermiformis.
- **A. colica dextra:** zum Colon ascendens.
- **A. colica media:** zieht im Mesocolon transversum zum Colon transversum und anastomosiert distal mit Ästen der ↔ A. colica sinistra (**Riolan**- und **Drummond-Anastomosen**), proximal mit Ästen der ↔ A. colica dextra.

MERKE
Über die **Riolan-Anastomose** sind die Aa. mesentericae superior und inferior miteinander verbunden.

KLINIK
Mesenterialinfarkt Akuter Verschluss meist der A. mesenterica superior durch einen Embolus. Dies ist ein lebensbedrohlicher Notfall, da es bereits nach 6 Stunden zum Absterben der Darmwand und nach 12 Stunden zur diffusen Bauchfellentzündung mit Schock kommt.

5.1.4 A. mesenterica inferior

Die A. mesenterica inferior entspringt i. H. LWK 3/4 ventral aus der Aorta abdominalis. Sie entlässt folgende Äste:
- **A. colica sinistra:** zum Colon descendens. Anastomosiert mit Ästen de ↔ A. colica media (Riolan- und Drummond-Anastomosen).
- **Aa. sigmoidea:** gelangen im Mesocolon sigmoideum zum Colon sigmoideum.
- **A. rectalis superior:** zum oberen Drittel des Rektums. Anastomosiert mit der ↔ A. rectalis media (aus der A. iliaca interna) und mit der ↔ A. rectalis inferior (aus der A. pudenda interna). Speist das Corpus cavernosum recti.

5.1.5 Paarige laterale Äste

Die Aorta abdominalis gibt folgende paarigen Äste ab:
- **A. phrenica inferior:** zur Unterseite des Zwerchfells.
  A. suprarenalis superior: zu den Nebennieren
- **A. suprarenalis media:** zu den Nebennieren.
- **A. renalis:** Abgang i. H. LWK 1/2. Die rechte A. renalis unterkreuzt die V. cava inferior.
  A. suprarenalis inferior: zu den Nebennieren
- **Aa. lumbales:** auf jeder Seite 4 Aa. lumbales, deren Äste den Ästen der Aa. intercostales entsprechen. Sie versorgen Wirbelkanal und Rücken einschließlich der Rückenmuskeln und -haut.
- **A. testicularis** ♂ bzw. **ovarica** ♀: zieht auf dem M. psoas nach kaudal und überkreuzt den Ureter. Die A. testicularis verläuft im Samenstrang zu Hoden und Nebenhoden, die A. ovarica im Lig. suspensorium ovarii zum Ovar.

5.1.6 Bifurcatio aortae und Aa. iliacae communes

Die Aorta abdominalis zweigt sich i. H. LWK 4 in der Bifurcatio aortae **(Aortenbifurkation)** in die A. iliaca communis dextra und sinistra auf.

Die Aa. iliacae communes teilen sich nach kurzem Verlauf ohne Abgabe von Ästen jeweils in eine A. iliaca externa und eine A. iliaca interna. Die A. iliaca communis dextra verläuft ventral der Vv. iliacae communes.

KLINIK
Leriche-Syndrom Hochgradige arteriosklerotische Verengung oder Verschluss der Aortenbifurkation. Aufgrund der oft langsamen Entstehung können sich Kollateralkreisläufe insbesondere zwischen A. mesenterica inferior und A. iliaca interna über die Aa. rectales ausbilden.

5.1.7 A. iliaca externa

Die A. iliaca externa unterkreuzt in ihrem Anfangsabschnitt den Ureter und ruft so die mittlere Ureterenge hervor. Bevor sie mit Durchtritt durch die Lacuna vasorum unterhalb des Leistenbands zur A. femoralis wird, entlässt sie 2 Äste:
- **A. epigastrica inferior:** verläuft nach Durchtritt durch die Rektusscheide dorsal des M. rectus abdominis in der Plica umbilicalis lateralis aufwärts und anastomosiert mit der ↔ A. epigastrica superior. Abzweigungen sind:
  – R. pubicus: zur Symphyse; anastomosiert mit dem ↔ R. pubicus der A. obturatoria.

- A. cremasterica ♂ bzw. A. ligamenti teretis uteri ♀: zum Samenstrang über den Leistenkanal bzw. zum Lig. teres uteri.
- **A. circumflexa iliaca profunda:** entlang von Leistenband und Darmbeinkamm zur Bauchwand

KLINIK

Ist diese Anastomose zwischen A. obturatoria und A. epigastrica inferior stark ausgeprägt, nennt man sie auch **„Corona mortis".** Der Name stammt aus Zeiten, in denen es häufig zur Verletzung dieser Anastomose bei Operationen von Schenkelhernien kam. Da dies eine lebensgefährliche Blutung bedeutet, war damals die Mortalitätsrate entsprechend hoch.

5.1.8 A. iliaca interna

Die A. iliaca interna (➤ Abb. 5.2) zweigt sich im Regelfall in einen vorderen und einen hinteren Stamm auf. Der vordere Stamm gibt zwei parietale und sechs viszerale Äste ab, der hintere Stamm drei parietale Äste.

Parietale Äste

- **A. iliolumbalis:** teilt sich in 3 kleinere Äste, die zu M. iliacus, M. psoas und Rückenmark verlaufen.
- **Aa. sacrales laterales:** zur dorsalen Beckenwand.
- **A. glutea superior:** verläuft durch das Foramen suprapiriforme zur Glutealmuskulatur.
- **A. obturatoria:** verlässt das Becken gemeinsam mit dem N. obturatorius durch den Canalis obturatorius. 4 Äste zweigen ab:
  - R. pubicus: anastomosiert mit dem ↔ R. pubicus der A. epigastrica inferior (Corona mortis)
  - R. anterior: zu den Adduktoren
  - R. posterior: zur Glutealmuskulatur
  - R. acetabularis: im Lig. capitis femoris zum Caput femoris
- **A. glutea inferior:** gelangt durch das Foramen infrapiriforme zum M. gluteus maximus.

Viszerale Äste

- **A. umbilicalis:** Ihr längerer distaler Abschnitt (Pars occlusa) obliteriert nach der Geburt zum Lig. umbilicale mediale, das die Plica umbilicalis medialis aufwirft. Ihr offener Anfangsabschnitt (Pars patens) hat 2 Äste:
  - A. ductus deferentis ♂: zum Ductus deferens
  - A. vesicalis superior: zum Harnblasenapex
- **A. vesicalis inferior:** zum Harnblasengrund. Entlässt Rr. prostatici ♂ zur Prostata bzw. die A. vaginalis ♀ zur Vagina.
- **A. uterina ♀:** überkreuzt den Ureter. Gelangt in der Basis des Lig. latum uteri zur Cervix uteri, wo sie sich in Rr. vaginales nach kaudal zur Vagina und Rr. helicini aufteilt. Letztere verlaufen geschlängelt entlang der Seitenfläche des Uterus nach kranial zum Tubenwinkel. Endäste: R. ovaricus im Lig. ovarii proprium zum Ovar, wo er mit der ↔ A. ovarica anastomosiert, und R. tubarius in der Mesosalpinx zur Tuba uterina.
- **A. rectalis media:** erreicht die Ampulla recti oberhalb des M. levator ani. Anastomosiert mit den ↔ Aa. rectales superior und inferior.
- **A. pudenda interna:** zieht durch das Foramen infrapiriforme, dann um die Spina ischiadica herum und durch das Foramen ischiadicum minus in die Fossa ischioanalis. Dort gelangt sie durch den Canalis pudendalis **(Alcock-Kanal)** zum Beckenboden.
  - A. rectalis inferior: zum After. Anastomose mit der ↔ A. rectalis media
  - A. perinealis: zum Damm. Rr. scrotales ♂ bzw. labiales ♀ posteriores zum Skrotum bzw. zu den großen Schamlippen
  - A. bulbi penis ♂ bzw. vestibuli ♀: zum Bulbus penis bzw. vestibuli

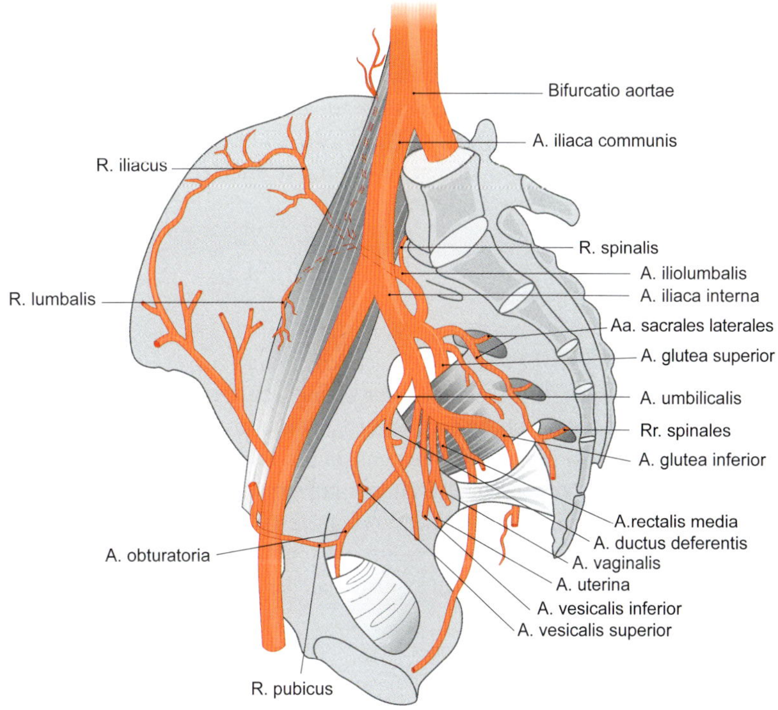

Abb. 5.2 A. iliaca interna und ihre parietalen Äste [R255]

- A. urethralis: zur Harnröhre
- A. profunda penis ♂ bzw. clitoridis ♀: zu den Corpora cavernosa
- A. dorsalis penis ♂ bzw. clitoridis ♀: zur Rückseite des Penis bzw. zum Praeputium clitoridis.

CHECK-UP

- Welche Arterien anastomosieren an der kleinen bzw. großen Magenkurvatur?
- Welche Arterie entspringt aus der A. hepatica communis nach kaudal?
- Durch welche anastomosierenden Arterien werden Pankreaskopf und Duodenum versorgt?
- Was ist die „Corona mortis"?
- Nenne die viszeralen und die parietalen Äste der A. iliaca interna!

Jetzt bist du dran!

Überblick gewinnen

Notiere dir ca. 5 Stichwörter aus diesem Unterkapitel.

5.2 Venen

Fabian Rengier

Anatomie

Die V. portae hepatis drainiert das Blut aller unpaaren Bauchorgane (mit Ausnahme der Leber) sowie des oberen Abschnitts des Rektums. Die Leber, alle paarigen Bauchorgane, der unterste Abschnitt des Rektums sowie alle weiteren Beckenorgane drainieren in die **Vv. iliacae** und die **V. cava inferior.**

5.2.1 V. cava inferior

In Höhe LWK 4/5 fließen die beiden Vv. iliacae communes zur V. cava inferior zusammen. Die V. cava inferior verläuft retroperitoneal rechts der Aorta abdominalis nach kranial. Sie tritt im Foramen venae cavae durch das Centrum tendineum des Zwerchfells hindurch und mündet anschließend nach sehr kurzem intraperikardialen Verlauf (< 1 cm) in den rechten Vorhof. Sie hat folgende Zuflüsse:

- **Vv. phrenicae inferiores dextra** und **sinistra:** an der Zwerchfell-Unterseite.
- **Vv. hepaticae:** 3 Venen von der Leber.
- **V. suprarenalis dextra:** von der rechten Nebenniere.
- **V. renalis sinistr:** von der linken Niere. Verläuft ventral der Aorta und dorsal der A. mesenterica superior. Im Unterschied zur rechten V. renalis erhält sie Blut über:
  - V. testicularis sinistra ♂ bzw. ovarica sinistra ♀: von Hoden und Nebenhoden über den Samenstrang bzw. vom Ovar über das Lig. suspensorium ovarii. Beide überkreuzen den Ureter.
  - V. suprarenalis sinistra: von der linken Nebenniere.
- **V. renalis dextra:** verläuft ventral der A. renalis dextra.
- **V. testicularis dextra** ♂ bzw. **ovarica dextra** ♀: münden im Unterschied zur linken Seite direkt in die V. cava inferior.
- **Vv. lumbales:** 4 Venen auf jeder Seite, die über die ↔ Vv. lumbales ascendentes untereinander und mit den ↔ Vv. azygos und hemiazygos verbunden sind.

KLINIK

Durch Abflussstörungen im Bereich der Einmündung der V. testicularis sinistra in die V. renalis sinistra kann es zur Vergrößerung des linken Plexus pampiniformis **(Varikozele)** kommen.

5.2.2 Vv. iliacae communis, externa und interna

Die V. iliaca communis entsteht vor dem Iliosakralgelenk aus der Vereinigung der Vv. iliacae externa und interna. Die Zuflüsse der Vv. iliacae verlaufen meist gemeinsam mit den entsprechenden Arterien. Um die Beckenorgane herum befinden sich miteinander in Verbindung stehende Venengeflechte, die das venöse Blut in die viszeralen Venen weiterleiten:

- **Plexus venosus rectalis**
- **Plexus venosus vesicalis**
- **Plexus venosi uterinus** und **vaginalis** ♀ bzw. **Plexus venosus prostaticus** ♂.

FOKUS

Der Plexus venosus prostaticus steht mit dem Plexus venosus vertebralis in Verbindung. So können bei einem **Prostatakarzinom** Metastasen in die Wirbelsäule gelangen, was sich durch Rückenschmerzen bemerkbar machen kann.

5.2.3 V. portae hepatis

Die V. portae hepatis **(Pfortader, V. portae)** führt das Blut aller unpaaren Bauchorgane (mit Ausnahme der Leber) sowie des oberen Rektumabschnitts zur Leber. Über die V. portae erhält die Leber insbesondere das nährstoffreiche Blut aus dem Magen-Darm-Trakt zur Verstoffwechselung.

Die V. portae entsteht durch den Zusammenfluss der V. splenica, der V. mesenterica superior und inferior. Dabei nimmt meist die V. splenica die V. mesenterica inferior auf, bevor V. splenica und V. mesenterica superior hinter dem Pankreaskopf zur V. portae zusammenfließen:

- **V. splenica** (V. lienalis): drainiert Milz, Magenfundus und Teile des Pankreas. Vom Milzhilum schlängelt sie sich am Oberrand des Pankreas nach rechts.
  Zuflüsse: Vv. gastricae breves vom Magenfundus, V. gastroomentalis sinistra von der großen Magenkurvatur, Vv. pancreaticae vom Pankreas

- **V. mesenterica superior:** verläuft gemeinsam mit der A. mesenterica superior in der Radix mesenterii über die Pars horizontals duodeni, dann hinter den Pankreaskopf.
  Zuflüsse: V. gastroomentalis dextra von der großen Magenkurvatur, Vv. pancreaticoduodenales von Pankreaskopf und Duodenum, V. colica media vom Colon transversum, V. colica dextra vom Colon ascendens, Vv. jejunales und ileales von Jejunum und Ileum, V. ileocolica mit Zuflüssen entsprechend der Arterie (z. B. V. appendicularis von der Appendix vermiformis)
- **V. mesenterica inferior:** mündet meist in die V. splenica.
  Zuflüsse: V. colica sinistra vom Colon descendens, Vv. sigmoideae vom Colon sigmoideum, V. rectalis superior vom Rektum (Portokavale Anastomosen)
- **V. portae hepatis:** zieht hinter der Pars superior duodeni, dann im Lig. hepatoduodenale zusammen mit der A. hepatica propria und dem Ductus choledochus zur Leberpforte. Neben den indirekte Zuflüssen über die Vv. splenica, mesenterica superior und mesenterica inferior hat die V. portae hepatis auch direkte Zuflüsse.
  Direkte Zuflüsse: V. cystica von der Gallenblase, Vv. paraumbilicales von der vorderen Bauchwand (anastomosieren mit den ↔ Vv. epigastricae), Vv. gastricae sinistra und dextra von der kleinen Magenkurvatur und dem abdominellen Ösophagusabschnitt (anastomosieren mit den ↔ Vv. oesophageales). Die Anastomosen sind Bestandteil portokavaler Anastomosen.

5.2.4 Anastomosen

Kavokavale Anastomosen

Kavokavale Anastomosen verbinden die V. cava inferior und die V. cava superior miteinander:

Vor dem M. rectus abdominis V. cava inferior ↔ V. iliaca communis ↔ V. iliaca externa ↔ V. femoralis ↔ **V. epigastrica superficialis** ↔ **Vv. thoracoepigastricae** ↔ V. axillaris ↔ V. subclavia ↔ V. brachiocephalica ↔ V. cava superior.

Hinter dem M. rectus abdominis V. cava inferior ↔ V. iliaca communis ↔ V. iliaca externa ↔ **V. epigastrica inferior** ↔ **V. epigastrica superior** ↔ V. thoracica interna ↔ V. subclavia ↔ V. brachiocephalica ↔ V. cava superior

Über das Lumbalvenensystem V. cava inferior ↔ Vv. lumbales/V. iliaca communis ↔ **V. lumbalis ascendens** ↔ **V. azygos/hemiazygos** ↔ V. cava superior

Über die Venengeflechte im Wirbelkanal V. cava inferior ↔ Vv. lumbales/V. iliaca communis ↔ V. lumbalis ascendens ↔ **Vv. lumbales** ↔ **Plexus venosi vertebrales** ↔ **Vv. intercostales posteriores** ↔ V. azygos/hemiazygos ↔ V. cava superior.

KLINIK

Wenn sich eine der Hohlvenen verschließt (obere oder untere Einflussstauung), können kavokavale Anastomosen den Blutrückfluss zum rechten Vorhof weiter gewährleisten. Dies führt zu einer Erweiterung der an den Anastomosen beteiligten Venen, was insbesondere an der vorderen Rumpfwand auch von außen sichtbar werden kann.

Portokavale Anastomosen

Portokavale Anastomosen sind Verbindungen zwischen der V. portae hepatis und den Vv. cavae:

Über Ösophagusvenen V. portae ↔ Vv. gastricae ↔ **Vv. oesophageales** ↔ V. azygos/hemiazygos ↔ V. cava superior

Über Venen der ventralen Rumpfwand V. portae ↔ V. umbilicalis (offener Anteil) ↔ **Vv. paraumbilicales** ↔ ab hier sind nun 4 weitere Verläufe (1.–4.) zu den ↔ Vv. cavae möglich:

1. V. epigastrica superior
2. V. epigastrica inferior
3. Vv. thoracoepigastricae
4. V. epigastrica superficialis

Zu den Verbindungen zwischen den unter 1.–4. genannten Venen der vorderen Rumpfwand und den Vv. cavae (s. o.), kavokavale Anastomosen.

Über den rektalen Venenplexus V. portae ↔ V. mesenterica inferior ↔ V. rectalis superior ↔ **Plexus venosus rectalis** ↔ Vv. rectales media/inferior ↔ V. iliaca interna ↔ V. cava inferior.

Über Venen der hinteren Rumpfwand V. portae ↔ V. mesenterica superior und inferior ↔ **Vv. colicae** ↔ Vv. lumbales ascendentes ↔ V. cava inferior oder ↔ V. azygos/hemiazygos ↔ V. cava superior.

KLINIK

Bei einem erhöhten Strömungswiderstand in der Leber **(portale Hypertension),** z. B. infolge einer Leberzirrhose, erweitern sich die an den portokavalen Umgehungskreisläufen beteiligten Venen. Dies kann zu einem typischen klinischen Bild führen mit:

- **Ösophagusvarizen:** erweiterte Ösophagusvenen, die die Gefahr einer Ruptur und einer lebensbedrohlichen Blutung mit sich bringen
- **Caput medusae:** erweiterte oberflächliche Bauchwandvenen
- **Hämorrhoiden:** erweiterte Rektalvenen
- **Aszites:** Flüssigkeitsaustritt in die Bauchhöhle

CHECK-UP

- Drainiert das Blut aus den Ovarien zunächst in die Leber oder in die Lunge?
- Worin unterscheidet sich der Blutabfluss aus dem rechten und linken Plexus pampiniformis?
- Wie und wo entsteht die V. portae hepatis?
- Benenne vier portokavale Anastomosen!
- Welches klinische Bild kann als Folge portaler Hypertension entstehen?

Jetzt bist du dran!

Überblick gewinnen

Notiere dir ca. 5 Stichwörter aus diesem Unterkapitel.

5.3 Lymphknoten und Lymphgefäße

Fabian Rengier

Anatomie

Im Bauch- und Beckenraum folgen die Lymphgefäße überwiegend den Arterien.

5.3.1 Lymphabfluss und Lymphknoten

Nll. inguinales (Leistenlymphknoten)

Alle Nll. inguinales sind regionäre Lymphknoten für Urethra und äußere Genitale (Penis, Skrotum ♂ bzw. Mons pubis, Labia majora und minora pudendi, Klitoris ♂).

Man unterscheidet die:

- **Nll. inguinales superficiales:** sind zudem regionäre Lymphknoten für die unteren Abschnitte von Vagina und Rektum sowie über das Lig. teres uteri auch für den Fundus uteri und die Tube
- **Nll. inguinales profundi:** sammeln die Lymphe der Nll. inguinales superficiales und der unteren Extremität

Nll. iliaci (Beckenlymphknoten)

Die Nll. iliaci werden in 3 Gruppen gegliedert: **Nll. iliaci communes, externi** und **interni:**

- Nll. ilaci externi: sammeln die Lymphe aus den Nll. inguinales profundi
- Nll. iliaci communes: sammeln die Lymphe aus den Nll. iliaci externi und den Nll. iliaci interni.

Alle Nll. iliaci erhalten Lymphe der Harnblase, der Pars pelvica des Ureters **sowie der inneren Genitale mit Ausnahme von Hoden, Nebenhoden und Ovar.**

Nll. lumbales

Nll. lumbales sind die letzte Sammelstation für die Lymphe der unteren Extremität, des gesamten Urogenitalsystems und der Bauch- und Beckenwand. Gleichzeitig sind sie regionäre Lymphknoten für Hoden, Nebenhoden und Ovar sowie für Niere, Nebenniere und die Pars abdominalis des Ureters. Nll. lumbales werden in 3 größere Gruppen unterteilt:

- **Nll. lumbales sinistri** (paraaortale Lymphknoten)**:** um die Aorta abdominalis
- **Nll. lumbales dextri** (parkavale Lymphknoten)**:** um die V. cava inferior
- **Nll. lumbales intermedii** (interaortokavale Lymphknoten)**:** zwischen Aorta abdominalis und V. cava inferior

Intestinale Sammellymphknoten

Die Lymphe aus dem Verdauungstrakt und der Milz wird von 3 großen Lymphknotengruppen gesammelt:

- **Nll. coeliaci:** unteres Ösophagusdrittel, Magen, Omentum majus, Partes superior und descendens duodeni, Pankreas, Milz, Leber, Gallenblase
- **Nll. mesenterici superiores:** Darmabschnitte von der Pars horizontalis duodeni bis zum Colon transversum
- **Nll. mesenterici inferiores:** Darmabschnitte vom Colon descendens bis zur oberen Rektumetage

MERKE

Äußere Genitale und Tubenwinkel (über das Lig. teres uteri) drainieren in die Nll. inguinales. Hoden und Ovar drainieren direkt in die Nll. lumbales.

5.3.2 Lymphstämme

Die Lymphe fließt von den großen Sammellymphknoten weiter in 3 Lymphstämme:

- **Truncus lumbalis dexter:** erhält Lymphe überwiegend von den Nll. lumbales dextri
- **Truncus lumbalis sinister:** erhält Lymphe vor allem von den Nll. lumbales sinistri sowie den Nll. mesenterici inferiores
- **Truncus intestinalis:** sammelt die Lymphe der Nll. coeliaci und der Nll. mesenterici superiores

Diese Lymphstämme vereinigen sich in Höhe des Hiatus aorticus in der **Cisterna chyli.** Von dort fließt die Lymphe über den Ductus thoracicus in den linken Venenwinkel.

CHECK-UP

- Nenne die regionären Lymphknoten von Penis, Skrotum, Hoden, Ovar und Fundus uteri!
- Benenne die Lymphstämme im Bauch- und Beckenraum und liste die Organe auf, die von den einzelnen Lymphstämmen drainiert werden!

Jetzt bist du dran!

Überblick gewinnen

Notiere dir ca. 5 Stichwörter aus diesem Unterkapitel.

Jetzt bist du dran!

Zeichenaufgabe

Zeichne eine Übersicht über die Aorta abdominalis mit allen Abgängen vom Durchtritt durch das Zwerchfell bis zur Teilung der Iliakalgefäße.
Ergänze nun deine Zeichnung, indem du die Gefäße in die topografischen Verhältnisse des Abdomens eingliederst. Zeichne hierfür schematisch die ungefähre Lage der V. cava inferior, und der Bauchorgane (Magen, Pankreas, Leber, Nieren, Darm, Milz). Diese Aufgabe hilft deinem topografischen Verständnis und ist sowohl für körperliche Untersuchungen, als auch apparative Diagnostik als auch chirurgischen Fähigkeiten von großer Bedeutung.
Erkläre die Unterteilung in parietale und viszerale Gefäßäste. Was wird auch als „Corona mortis" bezeichnet?

Anregungen zur weiteren Wiederholung

Zeichne nun die Zuflüsse der venösen Gefäße in die V. portae hepatis und ihre Umgehungskreisläufe ein. Was sind kavokavale und portokavale Anastamosen? Welches klinische Bild ergibt sich bei einer portalen Hypertension?

Überblick gewinnen

Nutze deine gesammelten Stichwörter für eine Mindmap oder eine gegliederte Stichwortliste.

Register

Notizen

Übersicht nach Fächern

Du vermisst die Fächer? Bitte sehr, hier siehst du die Kapitel der Vorklinik-Finale-Reihe nach Fächern sortiert! Viele Kapitel kombinieren Inhalte mehrerer Fächer und werden deshalb mehrfach genannt. Die Übersicht nach Heften/Organen findest du am Anfang dieses Heftes.

Anatomie

Allgemeine Embryologie

Heft 06 | 6 Meiose und Entwicklung der Gameten

Heft 06 | 7 Embryologie

Bewegungsapparat

Heft 07 | 1 Allgemeine Anatomie

Heft 07 | 3 Obere Extremität

Heft 08 | 1 Untere Extremität

Heft 08 | 2 Leibeswand

Kopf, Hals, Nervensystem

Heft 10 | 1 Entwicklung von Kopf und Hals

Heft 10 | 2 Schädel, Muskulatur, Kopf- und Halseingeweide

Heft 10 | 3 Hirn- und Halsnerven, vegetative Innervation

Heft 10 | 4 Arterien, Venen, Lymphsystem

Heft 10 | 5 Angewandte und topografische Anatomie

Heft 11 | 2 Gliederung des Nervensystems

Heft 12 | 1 Entwicklung des Zentralnervensystems

Heft 12 | 2 Encephalon

Heft 12 | 3 Stammhirn

Heft 12 | 4 Rückenmark, Systeme und Bahnen

Heft 12 | 5 Liquorräume und Meningen

Heft 12 | 6 Gefäßversorgung und Topografie des ZNS

Sinnesorgane

Heft 14 | 2 Hör- und Gleichgewichtsorgan

Heft 15 | 2 Sehorgan

Heft 15 | 4 Chemische Sinne

Lunge, Herz, Kreislauf, Immunsystem

Heft 16 | 1 Entwicklung von Pleuraperikardhöhle, Herz und Schlundbogenarterien

Heft 16 | 2 Anatomie der Atmungsorgane

Heft 17 | 1 Aufbau des Herzens

Heft 17 | 2 Nerven und Gefäße der Brusteingeweide

Heft 17 | 4 Anatomie und Physiologie des Kreislaufsystems

Heft 18 | 4 Leukozyten und Immunsystem

Gastrointestinaltrakt

Heft 19 | 1 Mundhöhle, Rachen, Speiseröhre

Heft 19 | 2 Magen-Darm-Trakt

Heft 19 | 3 Organe des Magen-Darm-Kanals

Heft 19 | 4 Leber, Gallenblase und Pankreas

Heft 19 | 5 Blutgefäße, Lymphgefäße, vegetative Innervation

Endokrines System

Heft 23 | 5 Schilddrüse

Heft 23 | 6 Nebenschilddrüsen

Heft 23 | 8 Nebenniere

Heft 23 | 9 Diffuses neuroendokrines System (DNES)

Harn- und Geschlechtsorgane

Heft 22 | 1 Harnorgane

Heft 24 | 1 Entwicklung der Geschlechtsorgane

Heft 24 | 2 Weibliche Geschlechtsorgane

Heft 24 | 3 Männliche Geschlechtsorgane

Heft 24 | 4 Angewandte und topografische Anatomie

Heft 24 | 5 Blutgefäße, Lymphgefäße, vegetative Innervation

Heft 24 | 8 Schwangerschaft und Geburt

Histologie

Allgemeine Histologie

Heft 05 | 1 Zellen, Organellen

Heft 05 | 5 Histologische Methoden und allgemeine Gewebelehre

Heft 05 | 6 Gewebe

Bewegungsapparat

Heft 07 | 2 Binde- und Stützgewebe

Heft 09 | 2 Muskeltypen

Kopf, Hals, Nervensystem

Heft 11 | 1 Nervengewebe

Heft 11 | 2 Gliederung des Nervensystems

Sinnesorgane

Heft 14 | 2 Hör- und Gleichgewichtsorgan

Heft 14 | 4 Haut und Hautanhangsgebilde

Heft 15 | 2 Sehorgan

Heft 15 | 4 Chemische Sinne

Lunge, Herz, Kreislauf, Immunsystem

Heft 16 | 1 Entwicklung von Pleuraperikardhöhle, Herz und Schlundbogenarterien

Heft 16 | 2 Anatomie der Atmungsorgane

Heft 17 | 1 Aufbau des Herzens

Heft 17 | 4 Anatomie und Physiologie des Kreislaufsystems

Heft 18 | 1 Blut und Blutplasma

Heft 18 | 3 Thrombozyten, Hämostase und Fibrinolyse

Heft 18 | 4 Leukozyten und Immunsystem

Gastrointestinaltrakt

Heft 19 | 1 Mundhöhle, Rachen, Speiseröhre

Heft 19 | 3 Organe des Magen-Darm-Kanals

Heft 19 | 4 Leber, Gallenblase und Pankreas

Endokrines System

Heft 23 | 1 Endokrines System

Heft 23 | 2 Epiphyse

Heft 23 | 3 Hypothalmus-Hypophysen-System

Heft 23 | 4 Endokrines Pankreas

Heft 23 | 5 Schilddrüse

Heft 23 | 6 Nebenschilddrüsen

Heft 23 | 8 Nebenniere

Heft 23 | 9 Diffuses neuroendokrines System (DNES)

Harn- und Geschlechtsorgane

Heft 22 | 1 Harnorgane

Heft 24 | 2 Weibliche Geschlechtsorgane

Heft 24 | 3 Männliche Geschlechtsorgane

Heft 24 | 8 Schwangerschaft und Geburt

Biochemie

Grundlagen

Heft 02 | 1 Struktur der Materie

Heft 02 | 2 Mineralstoffe und Spurenelemente

Heft 04 | 1 Kohlenhydrate

Heft 04 | 2 Aminosäuren, Peptide, Proteine

Heft 04 | 3 Fettsäuren, Lipide

Heft 04 | 4 Nukleinsäuren, Nukleotide, Chromatin

Heft 04 | 5 Vitamine und Co-Enzyme

Heft 04 | 6 Thermodynamik und Kinetik

Zellbiologie, Molekularbiologie, Meiose

Heft 05 | 1 Zellen, Organellen

Heft 05 | 2 Transportprozesse

Heft 05 | 3 Signaltransduktion

Heft 05 | 4 Zellzyklus, Zellteilung, Zelltod

Heft 06 | 1 Enzyme

Heft 06 | 2 DNA-Replikation und -Transkription

Heft 06 | 3 Translation und Proteinprozessierung

Heft 06 | 4 Biochemische Verfahren

Heft 06 | 6 Meiose und Entwicklung der Gameten

Bewegungsapparat, Nervensystem, Immunsystem

Heft 07 | 2 Binde- und Stützgewebe

Heft 09 | 2 Muskeltypen